吴氏家傳痰火七十二方

〔清〕吴起甫/撰　譚　輝/提要

驗方秘録

〔清〕謝奕卿/撰　葉　紅/提要

醫階

〔清末至民國〕許承堯/撰　王　瑞/提要

臨症一得

〔清〕葉仲賢/撰　王　瑞/提要

王　鵬/主編

安徽博物院藏新安孤本珍本醫籍叢刊

—第三輯—

二〇二二年度國家古籍整理出版專項經費資助項目

时代出版传媒股份有限公司
安徽科学技术出版社

圖書在版編目(CIP)數據

安徽博物院藏新安孤本珍本醫籍叢刊. 第三輯 / 王鵬主編. --合肥：安徽科學技術出版社，2023.9
ISBN 978-7-5337-8670-0

Ⅰ.①安…　Ⅱ.①王…　Ⅲ.①中醫典籍-叢刊　Ⅳ.①R2-5

中國版本圖書館 CIP 數據核字(2022)第 245806 號

ANHUI BOWUYUAN CANG XIN'AN GUBEN ZHENBEN YIJI CONGKAN　DISANJI
安徽博物院藏新安孤本珍本醫籍叢刊・第三輯　　王　鵬　主編

出 版 人：王筱文　　選題策劃：王　宜　　責任編輯：汪海燕
責任校對：王　宜　　責任印製：梁東兵　　裝幀設計：王　艷
出版發行：時代出版傳媒股份有限公司　http://www.press-mart.com
安徽科學技術出版社　http://www.ahstp.net
(合肥市政務文化新區翡翠路 1118 號出版傳媒廣場，郵編：230071)
電話：(0551)63533330
印　　製：安徽新華印刷股份有限公司　電話：(0551)65859178
(如發現印裝質量問題，影響閱讀，請與印刷廠商聯繫調换)

開本：787×1092　1/16　　印張：22　　字數：440 千
版次：2023 年 9 月第 1 版　　2023 年 9 月第 1 次印刷

ISBN 978-7-5337-8670-0　　定價：480.00 元

《安徽博物院藏新安孤本珍本醫籍叢刊》編纂委員會

前言

中醫藥學源遠流長，在其漫長的歷史發展進程中，湧現出大批著名醫家，他們在學術上各領風騷，形成了衆多的醫學流派。不同流派的爭鳴與滲透、交流與融合，促進了中醫藥學術的不斷進步和臨床療效的不斷提高。各家中醫學術流派薪火相承，後浪推前浪，鑄就了中醫藥學發展史上一道道靚麗的風景綫。

九州方隅，風物萬千，心得各有見長，傳習日久，漸成衆多地域醫學流派。地域醫學流派是對某一特定地域醫家學術特徵的整體概括，凸顯了中醫藥學辨證論治的原則性、多樣性和靈活性。『天下明醫出新安』。安徽自古物寶文華、人傑地靈，是歷史上名醫輩出的地方，『南新安、北華佗』的原生態傳統醫學文化獨具特色和優勢，尤其是源自古徽州的新安醫學，以其鮮明的地域特色、厚重的傳統底藴、突出的學術成就、深遠的歷史影響，在我國地域醫學流派中獨樹一幟。作為徽文化五大要素之一的新安醫學，儒醫輩出、世醫不絕，文獻宏富、名著林立，創新發明、學説紛呈，特色鮮明，影響深遠，傳承至今，經久不衰，是公認的綜合性地域醫學流派的典型代表。

中華人民共和國成立以來，學術界一直十分重視新安醫學文獻的整理與研究，以安徽學者群體為核心，聯合國內其他地區學者，針對新安醫學古籍文獻開展了一系列卓有成效的研究工作，在文獻校注整理、醫家醫籍考證、名家學術思想研究等領域，取得了眾多代表性成果，一批重要的新安醫籍文獻得以整理出版，為傳承發展新安醫學學術、弘揚優秀傳統文化做出了重要貢獻。但時至今日，仍然有大量重要新安醫籍未曾進行過系統整理和出版，不能不說是一種遺憾。為有效彌補既往古籍整理研究的不足，不斷完善新安醫學醫籍體系，進一步促進對新安醫家學術思想的深入研究，安徽中醫藥大學組建了專門的整理研究團隊，有計畫、分批次地開展了新安醫學孤本珍本醫籍文獻的整理工作。

《安徽博物院藏新安孤本珍本醫籍叢刊》共選取二十三種安徽博物院所藏且未整理的具有重要學術和實踐應用價值的新安孤本珍本醫籍，包括中醫綜合類文獻三種、溫病類文獻二種、方書類文獻四種、外傷科類文獻四種、婦科類文獻一種、兒科類文獻四種、喉科類文獻二種、醫案類文獻三種，以保留原貌的影印形式出版，旨在搶救性整理這些瀕佚的新安孤本珍本醫籍；同時，為每部著作撰寫內容提要，從作者、成書經歷、版本、基本內容與構成、引用文獻、學術特色等方面，總結並展現各醫籍的新安醫學特色及對後世中醫藥學術傳承與發展的影響。

選入《安徽博物院藏新安孤本珍本醫籍叢刊》的古籍文獻基本資訊如下：

《瘟疫論補注》，二卷，清代新安醫家楊啟甲撰，是一部注解明代醫家吴又可《瘟疫論》的著作。本書原稿撰成於清道光二十年（一八四〇），於清道光二十一年（一八四一）由黄宗棨刻板印刷。現存刻本，系孤本，藏於安徽博物院。《中國中醫古籍總目》失收。

《瘟疫論詳辯》，一卷，清代新安醫家瑩君溥抄録，經考證，内容取自清代醫家戴天章《廣瘟疫論》。現存一種抄本，抄成年代不詳，藏於安徽博物院。《中國中醫古籍總目》失收。

《汪氏家藏奇效書》，不分卷，清代新安醫家汪渭陽撰，是一部收載治療瘡癰腫毒方書的著作。原題汪渭陽撰，因第二冊文中有言『會吾兄渭陽，不可盡吐心腹』『凡遇吾兄渭陽，寧可裝呆請教，幸勿説我好書』，故推測此書作者除汪渭陽外，可能還有其弟汪渭川。現存一種民國抄本，抄成年代不詳，藏於安徽博物院。《中國中醫古籍總目》失收。

《汪氏擬方》，一卷，清代新安醫家汪文譽撰，是一部綜合類醫著。現存一種抄本，抄成年代不詳，藏於安徽博物院。經考證，該抄本實為《濟世良方》節抄本，主要節抄了原書外感和内科雜病部分内容。

《古方選注》，一卷，清代新安醫家方成垣撰，闡述了十三首汗劑與五首吐劑的遺方用藥機理，同時記録了古籍先賢對所載方劑的有關論述。現存一種清代抄本，抄成年代不詳，系孤本，藏於安徽博物院。《中國中醫古籍總目》失收。

《吴氏家傳痰火七十二方》，一卷，清代新安醫家吴起甫撰，是一部專研痰火證治的著作。現存一種民國抄本，抄於民國元年（一九一二），系孤本，藏於安徽博物院。《中國中醫古籍總目》失收。

《驗方秘録》，不分卷，清代新安醫家謝奕卿撰，是一部彙集實效驗方的著作。現存一種清代抄本，抄成年代不詳，藏於安徽博物院。《中國中醫古籍總目》失收。

《醫階》，不分卷，清末至民國方志學家、詩人、書法家、文物鑒賞家許承堯撰，是一部以摘録中醫醫論和臨證治療為主要內容、以學醫筆記為主要形式的著作。本書原稿撰成於清光緒二十七年（一九〇一），未曾出版刊行。現存稿本，系孤本，藏於安徽博物院。《中國中醫古籍總目》失收。

《臨症一得》，不分卷，清末至民國新安醫家葉仲賢撰，是一部記録其臨證心得的著作。現存一種抄本，系孤本，抄成時間不詳，藏於安徽博物院。《中國中醫古籍總目》失收。

《摘選外科雜症》《外科症治神方》，均不分卷，清代新安醫家程耀明輯，均為收録中醫外科治療方藥的著作。現各存一種抄本，抄成年代不詳，均藏於安徽博物院。《中國中醫古籍總目》失收。

《傷科》，不分卷，清代新安醫家程培撰，是一部輯録傷科疾病治療方法的著作。本書現存清光緒元年（一八七五）松茂室抄本，系孤本，藏於安徽博物院。《中國中醫古籍總目》失收。

《傷科秘方》，不分卷，清代新安醫家安文、定文輯，是一部關於記述外傷證治的著作。現存一種民國抄本，抄成時間不詳，藏於安徽博物院。《中國中醫古籍總目》失收。

《女科集要》，一卷，清代新安醫家程文囿撰，是一部主要記述婦科證治的著作。本書前半部分『望色』『聆音』『辨脈』内容可見於《醫述》第二卷『醫學溯源』，後半部分内容見於《醫述》第十三卷『女科原旨』。現存一種抄本，抄録時間不詳，後補配清嘉慶九年（一八〇四）刻本《產科心法》，藏於安徽博物院。《中國中醫古籍總目》失收。

《汪弢廬先生手集小兒方藥》，一卷，清代新安醫家汪宗沂撰，是一部專研小兒證治的醫著。本書現存清代稿本，系孤本，據考證當為汪氏手書稿本，具有較高的文獻學和版本學價值，藏於安徽博物院。《中國中醫古籍總目》失收。

《兒科藥方》，一卷，清末至民國新安醫家胡永康撰，是一部專門記述小兒證治的醫著。現存民國時期稿本，系孤本，藏於安徽博物院。《中國中醫古籍總目》失收。

《痘疹集成》，一卷，清代新安醫家程坤錫著，是一部論述痘疹病因病機及治療的醫著。現存抄本，系孤本，藏於安徽博物院。《中國中醫古籍總目》失收。

《麻證秘訣》，一卷，清末至民國新安醫家胡永康撰，是一部專門記述麻疹的醫著。現存清光緒十一年（一八八五）稿本，系孤本，藏於安徽博物院。《中國中醫古籍總目》失收。

《喉科秘笈》，一卷，清代張宗良、吴氏原著，清末至民國新安醫家汪雲祥修訂抄録，是一部喉科著作。現存一種抄本，抄成年代不詳，藏於安徽博物院。《中國中醫古籍總目》失收。此書乃《咽喉秘集》的一個抄本。《咽喉秘集》現存最早刻本為清同治元年（一八六二）潘仕成海山仙館初刻本，乃重刊《驗方新編》時附録《咽喉秘集》於內；清代張紹棠味古齋光緒九年（一八八三）刻本點校頗精，流傳甚廣。另存有清代及近代多種刊本。

《咽喉秘要全書》，一卷，清代新安醫家言立誠參訂，是一部關於咽喉科疾病辨證施治的經驗集。現存清宣統二年（一九一〇）抄本，藏於安徽博物院。本書內容經考證為清乾隆年間《咽喉經驗秘傳》（蘇州人程永培校刊）的抄本。

《杏軒醫案輯録》，不分卷，清代新安醫家程杏軒原撰，其弟子倪榜、許璞等輯録。現存一種民國抄本，抄録者、抄録年份不詳，藏於安徽博物院。《中國中醫古籍總目》失收。

《觀頤居醫案》，不分卷，清代新安醫家葉熙鐸撰，是一部記録臨床經驗的醫案著作。現存一種民國抄本，系孤本，抄録者、抄録年份不詳，藏於安徽博物院。《中國中醫古籍總目》失收。

《紅樹山莊醫案》，十二卷，清代新安醫家葉昶撰，成書於清鹹豐十一年（一八六一），是一部記録臨床經驗的醫案著作。現存清代趙詠抄本，藏於安徽博物院、中山大學圖書館。《中國中醫古籍總目》收載，但未録安徽博物院亦藏此書。

《安徽博物院藏新安孤本珍本醫籍叢刊》的整理出版工作，在安徽博物院和安徽科學技術出版社的大力支持下，成功獲批二〇二二年度國家古籍整理出版專項經費資助項目。安徽科學技術出版社長期從事中醫藥古籍的整理出版工作，並將新安醫學古籍整理研究作為重點圖書板塊加以打造，多年來出版了一系列學術水準高、業界影響大的新安醫學古籍整理和研究類圖書，積累了豐富的中醫藥古籍和新安醫學古籍整理經驗，為本次《安徽博物院藏新安孤本珍本醫籍叢刊》整理出版工作的順利實施提供了強有力的組織和技術保證，確保了本次整理專案的順利開展和按期完成。在此，謹對安徽博物院、安徽科學技術出版社及參加本項目整理出版工作的同道致以衷心的感謝。

新安醫學的當代價值正是體現在它實用的、不斷創新的、至今仍造福於民眾的知識體系中，而新安醫學古籍文獻則是這些知識體系的載體，是彌足珍貴的文化遺產。本次影印整理出版的《安徽博物院藏新安孤本珍本醫籍叢刊》，以具有重要實用價值的新安醫籍孤本珍本文獻為整理對象，均與臨床實踐密切相關，能夠更直接地用以指導臨床實踐工作，豐富現有的臨床辨證論治體系，促進中醫醫療水準的提高。我們衷心地期望，通過本套叢刊的出版，能夠更有效地保護並展示得到廣泛認同、可供交流、原汁原味的新安醫籍珍貴文獻，同時對弘揚徽文化、發掘新安醫學學術精華、傳承發展中醫藥事業有所裨益。

王　鵬

二〇二二年八月十八日

目録

吳氏家傳瘀火七十二方

提要　譚輝

安徽博物院藏新安孤本珍本醫籍叢刊

第三輯

内容提要

《吴氏家傳痰火七十二方》，一卷，清代新安医家吴起甫撰，是一本專研痰火證治的著作。

一、作者與成書經歷

吴起甫，安徽歙縣人，具體生卒年不詳。吴氏自幼聰穎，嗜讀醫書，醫術精湛，學識淵博，於歷代醫家、醫著均有涉獵，尤服膺於丹溪學説。加之古徽州地區深受『程朱理學』影響，在此氛圍的薰陶下，吴氏除研究醫學外，還對儒學和易學均有較深的研究。吴氏在繼承前人論治痰火經驗的基礎上，結合個人實踐，創立新方，並逐一試驗，積累總結而成七十二方。該書專論痰火，内容翔實，多有創見。

二、版本

《吴氏家傳痰火七十二方》，現存一种民国抄本，抄於民國元年（一九一二），系孤本，現藏於安徽博物院。《中國中醫古籍總目》未載。全書共一卷，六眼綫裝，開本尺寸縱二十五點一厘米，横十五點二厘米，无框，正文半葉八行，每行二十三至二十六字，封皮為《吴氏秘傳醫學》，封面書名為《吴起甫秘傳》。牌記有『中華民國元年嘉平月立春日抄』。

三、基本內容與構成

全書專論由痰火所致的吐血、衄血、咳嗽、盗汗、潮熱、昏撲、疼痛、癆瘵等各種病症，共載方七十二首，多為吴氏創方。該書先言病症，再言病因病機，次載方藥，亦敘亦議，方論結合，方末另附藥物的煎服方法和飲食宜忌調護等。吴氏推崇丹溪關於痰火方面的論述，師古但不泥古，融會貫通，多有創論，形成了個人論治痰火的獨特體系。其認為『痰火至理，痰為血，氣為火』，以氣血為綱指導痰火證治，組方治法多補血、清熱、行氣並用，且用藥輕清靈動，常『十帖即消大病也』。需要提出的是，本書雖專論痰火，但所載諸方，鮮用半夏等化痰專藥，常以荊芥、防風等行氣祛痰，頗具特色。全書雖短小精悍，但理法方藥俱備，是一部較好的專論痰火證治的著作。

四、引用文獻

《吴氏家傳痰火七十二方》引用文獻豐富，於歷代醫書均有涉獵。如引用《金匱要略》瀉心湯、《玉機微義》桃紅四物湯、《赤水玄珠》荊芥散、《症因脈治》知柏四物湯和四順飲、《太平惠民和劑局方》四物湯和四君子湯、《丹溪心法》桃仁承氣湯、《脈因證治》散風行濕湯、《韓氏醫通》三子養親湯、《三因極一病證方論》溫膽湯等。除醫學典籍外，還引用了《中庸》《易經》等儒家經典古籍。

五、學術特色

（一）理法齊全，方藥兼備

《吴氏家傳痰火七十二方》與傳統家傳秘方不同，除記載病症及其方藥外，還較為詳細地論述了痰火病症的病因病機、治則治法等，亦敘亦議，方論結合。如在第五方治『吐血之症』條文下，闡明了吐血形成的機理，其認為吐血之症，先因積熱日久，後由怒氣傷肝而誘發，論理甚精，方藥兼備。如在第六十六方治『兩目赤腫疼痛』時，先用『升陽降火』、後用『滋陰降火』，並詳細記載方藥組成和劑量，誠得丹溪心法。此外，注重服用方法，根據不同疾病采用不同服法，如食遠服、食後服、空心服、無根水送服等。

（二）深諳陰陽，秉軸中和

吴起甫言：『善用易者，善用藥也。』易者，陰陽之理也。《黄帝内經》雲：『善診者，察色按脈，先别陰陽。』吴氏深以為然，認為治療痰病要先辨動靜陰陽，常以陰陽論痰火之理，並指導其配伍組方。如該書雖專論痰火，但也根據病症不同，酌以熱性之炮薑、附子等藥。此外，引用《中庸》『致中和，天地位焉，萬物育焉』，用以説明人作為天地間一物，亦俱此理。吴氏認為，人之所以生病是因為没有達到中和。致中和，天地位，萬物育，則人不病。

（三）痰火至理，氣血為綱

吴氏認為，痰為血，氣為火，凡一身有形質者皆由氣血組成。吴氏引入氣血二物，用以説明痰火致病的廣泛性，並以之作為痰火治療的指導性綱領。書中談到『血痰理氣，治痰必先治氣；氣病理血，治火必先治血』『四者為綱是已，而次二者又綱之目』。氣血痰火是論述疾病之要領，而又以氣血為綱。如在治療火證時，除應用清熱藥外，常佐以活血行氣之品。值得注意的是，該書雖在組方上常補血清熱藥與行氣化痰藥同用，然在具體辨證時又多有側重，但總不離氣血二綱。

（四）內容齊全，詳述癆瘵

吴氏所述痰火致病內容齊全，即『盡陳少補』。上、中、下三焦均有論及，以上焦疾病多見，包括五官的出血、疼痛、發熱、失聲等。此外，還記載了一些特殊病症，如鼻中生一紅毛一二尺長、耳中如風嚮、顴骨如槐花色、鼻聞燒酒之香等。其中，對於癆瘵的論述尤精，強調其具有傳染性，臨床辨治需『仔細、仔細』，並詳細記載了癆瘵的治療方法，共載十方用以治療癆瘵。

（五）配伍嚴謹，用法多樣

該書組方配伍嚴謹，方雖小而輕靈，但常常『用之神效』。值得注意的是，吴氏雖在治療血症時常以四物湯加減，但在治療因肝血虚少而不可忍的左脅疼痛時，卻去除了養血柔肝的白芍，取大量麥冬而代之滋陰。實取法仲景《傷寒論》『脈促胸滿者，桂枝去芍藥湯主之』和『腹滿時痛者，桂枝加芍藥』等條文，以辨『滿與痛、脅與腹』為芍藥的使用要領。此外，在服藥方法和劑型上也頗為講究，除水煎湯藥外，還有外敷、丸劑、沖洗等方法。

安徽中醫藥大學　譚　輝

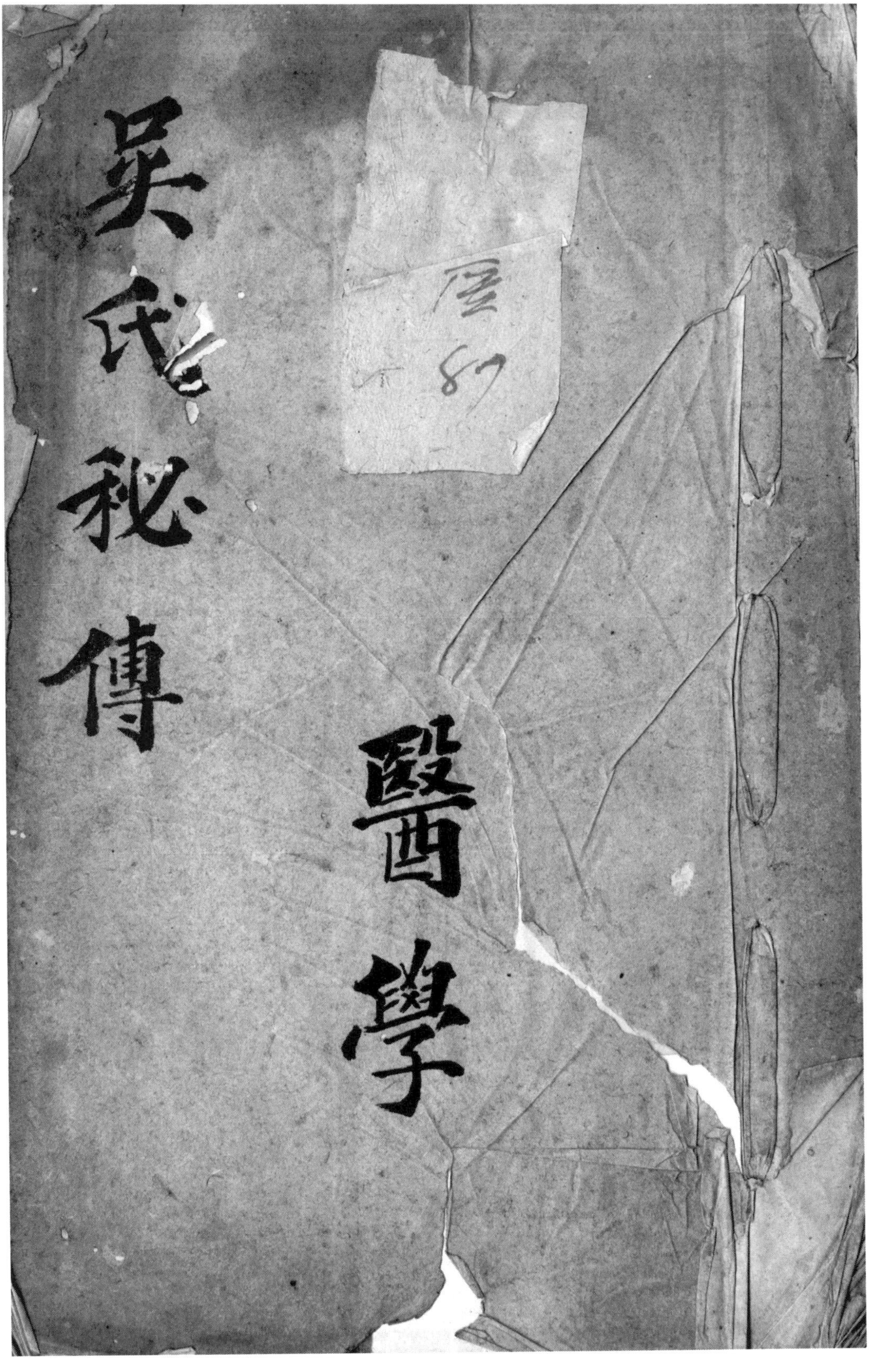
吴氏秘傳
醫學

吴起甫秘傳

吴氏家傳痎火七十二方

新安白鶴山人吴維周校正

論痎火至理附諸經方法。

夫痎為血，痎則痎而已。凡一身有形質者，皆血之屬。在地成形，本乎地者親下，故血屬身寒，寒則濕，濕則凝，凝液而為痎也。夫火為氣，痎火則氣而已。凡週滿一身無形質者，皆氣之屬。在天成象，本乎天者親上，故氣病身熱。經云：熱生風，風之善行數變而為火也。斯理陰陽復始之機，善用易者善用藥矣嘗思所謂致中和天地位萬物育聖人之善医也醫之爲彼疾病人而得其所以爲中和者實能不以痰爲動靜交養之功乎是故血痰理氣治痰必先於氣氣病理血治火必先於血謂四字爲綱是已而次二字又繼之目則二老二字之易思過半矣丹溪學識自考亭故土木所論痰火甚精余以一得之愚歷試之驗附會諸方盡陳少補前夫末議之意聊爲縉紳先生談也

〇第一方、痰流入背心一点如冰冷，或脹，或流肌膚，日夜疼痛。不可忍。三焦脈弦而長。此方治之。

柴胡 钅 黄連 八卜。 栀子 六卜。 貝母 又卜。 天花粉 又卜。

青黛 又卜 海粉 大卜。 枳實 廿卜。 陳皮 廿卜。 川山甲 三卜。

紫蘇子 大卜 蘿蔔子 九卜。 黄芩 廿卜。 桔梗 四卜。 白芥子 大卜。

右咀片，水煎，食遠温服。渣再煎服。

〇二方、痰中帶血，是胃火之使然。胃脈弦而大。此方治之。

玄參 八卜。 黄連 八卜。 紅花 又卜。 黄芩 又卜。 生地黄 八卜。

牡丹皮一錢。天花粉八分。白芍藥八分。梔子二錢。當歸二錢。

貝母八分。柴胡八分。右咀片水煎食遠服，金墨、童便爲引。

三方、路血胃氣有餘，脉俱洪弦有力，是積瘀太盛。

桃仁二錢。白芍藥一錢。牡丹皮二錢。鬱金一錢。梔子仁炒一錢。黄芩一錢。

紅花八分。生地黄五分。當歸九分。大黄三錢。枳殼八分。黄連八分。

槐花二錢。炒黄芩一錢。柴胡八分。右咀片水煎空心服，送用黄柏、知母二物

調之。麥門冬三錢。石羔一錢。玄參二錢。知母二錢。升麻三錢。甘草一錢。

右咀片水煎，加竹瀝服。

○四方、痰中血縷。是肺經實火。其脉而洪實。

牡丹皮一錢。紅花一錢。生地黄八分。當歸一錢。白芍藥五分。黄芩八分。桔梗七分。

天門冬一錢。梔子八分。貝母一錢。天花粉一錢。柴胡一錢。陳皮五分。

右用水煎。食遠空心服。童便為引。

○五方、吐血之症。心主血。肝納血。乃為積熱日久。又因怒氣傷肝。動火則肝不納。故血上行。從口鼻而出。其脉弦而長。肝脉旺。

牡丹皮一錢。鬱金五分、青皮三分。生地黄一錢。當歸八分。紅花五分。

黄連一錢。黄芩八分。梔子六分。桃仁一錢。白芍藥五分。柴胡一錢。

◎右咀，先加四生湯取汁。傾入煎藥。加童便攪勻服。

◎六方、積血二三。因内損積血胸中。日久故胸脇疼痛。其肝脉。身胃

脉洪芤。用桃仁承氣主之。

桃仁九个。紅花八分。鬱金一钱。香附一钱。撫芎五分。青皮一钱。桔梗一钱。

丹皮五分。枳殼一钱。厚朴一钱。生地黄八分。黄連八分。梔子一钱。檳榔一钱。

甘草一钱。　右咀，先水煎，空心服。

◎又方、便中下血。先因積熱，或因房勞過度。腎氣不固。則血下

行。有降無升。名曰便血。

当归一钱。熟地黄二钱。川芎一钱。白芍药三钱。黄柏二钱。知母一钱。牛膝三钱。
红花五钱。丹皮五钱。栀子五钱。麻黄一钱。阿胶五钱。右咀片水煎空心服。

八方、大肠经下血。因煎炒厚味太过，积热使然，用此方神效。
阿胶、黄连、条芩、栀子、枳壳、柴胡、地榆、
枳实、槐角、当归、生地黄、右咀片水煎，连进三四服效。

九方、大便出血，如水，乃是三阳积热成病，头乃为诸阳之首，为热盛也。
枳壳子。黄连二钱。栀子八钱。升麻一钱。天花粉五钱。葛根三钱。

红花五分 丹皮八分 桃花炒五分 当归五分 生地黄五分 香附三分 撫芎三分
薄荷三分 蔓荆子七分 右四味水煎食遠服頭頂上用牛糞拔之効
十方、鼻中生一红毛一二尺長其血隨毛而出至湧泉者亦是陽明
經積熱乃受山嵐障氣之故呼吸經絡為害也此症
玄參七分 石膏八分 黄連八分 红花五分 丹皮五分 升麻三分 当归八分
辛夷仁四分 生地黄八分 蒼朮八分 木通四分
右四味水煎食遠溫服連進三四服其毛自落其血自止矣
十一方、白濁久而不止者乃澁糊自甚腎虛而無力午後微

撰乃為氣虛不足之症。

當归一钱。川芎八分。熟地黄二钱。白芍藥八分。黄栢八分。知母五分。桂枝三分。

枸杞子八分。山藥五分。地骨皮三分。右吅咀水煎空心服十貼而愈。

十二方、積精白濁其病玉莖内疼小便黄色乃是撰症也。

黄栢一钱。知母二分。當归八分。生地黄五分。川芎一钱。白芍藥四分。茯苓五分。

海金沙四分。車前子一钱。瞿麦四分。木通八分。地膚子八分。

右吅咀水煎空心服十貼而愈。

十三方、小便之中尿出而如米湯之色。乃為下消不足之症。

當歸二錢。白芍藥八分。川芎一錢。熟地黄八分。黄栢八分。知母五分。
枸杞子一錢。桂心一錢。杜仲五分。茯苓五分。升麻三分。山藥八分。
右㕮咀片，水煎空心服。加附子三片。

十四方　癆瘵日久，氣血兩虛，夜間盜汗如水，四肢乏力，此方神效。
當歸一錢。白芍藥一錢。川芎一錢。熟地黄八分。黄栢八分。知母八分。
人參五分。黄芪三分。白术八分。茯苓五分。黄芩八分。梔子五分。
柴胡三分。麥門冬一錢。右㕮咀片，生薑三片，水煎空心服。

十五方　癆瘵日久，子午潮熱，寒戰如瘧，此方神效。

當归[illegible]。白芍药[illegible]。川芎[illegible]。熟地黄[illegible]。黄柏[illegible]。知母[illegible]。枯芩（童便炒）[illegible]。柴胡[illegible]。麦门冬[illegible]。白术[illegible]。茯苓[illegible]。右㕮咀水煎空心温服。

十六方、痨瘵吐血过多肝经少血滋养左胁疼痛不可忍心、极效。

當归[illegible]。熟地黄[illegible]。川芎[illegible]。天门冬[illegible]。红花[illegible]。薏以仁[illegible]。白术[illegible]。麦门冬[illegible]。茯苓[illegible]。甘草[illegible]。连肉[illegible]。

右㕮咀水煎空心温服。

○

十七方、痨瘵日久肉将脱阴火上炎五火随动肺经无降津液不能滋润咽喉破作疼茶水饮之不下。用此方神验。

當归[illegible]。白芍藥[illegible]。川芎[illegible]。熟地黄[illegible]。黄栢[illegible]。知母[illegible]。牛旁[illegible]。

山豆根。麦门冬[illegible]。玄參[illegible]。柴胡[illegible]。右咀片水煎加竹瀝温服

吹法。硼砂[illegible]。血蝎[illegible]。孩兒茶[illegible]。黄連[illegible]。黄栢[illegible]。輕粉[illegible]。

硃砂[illegible]。雄黄[illegible]。乳香[illegible]。没藥[illegible]。山豆根[illegible]。右为細末吹之神效。

十八方。氣血兩空耳中如風響用此方主之。

當归[illegible]。白芍藥[illegible]。川芎[illegible]。熟地黄[illegible]。麦门冬[illegible]。黄栢[illegible]。

知母[illegible]。熟附子三片。白术[illegible]。茯苓[illegible]。陳皮[illegible]去白。

右咀片水煎食遠温服。

○十九方陽明積擦生蚕爲蝦蟇之恙。脂角。日間愛晨甜物。此方立效。

杜仲半。檳榔半。當歸八分。厚朴四分。麻仁半。黃連半。使君子三分。

柴胡八分。大黃四分。枳殼八分。紫蘇五分。右咀片水煎空心溫服。

二十方中焦病乃㊋火積擦中焦助動脾胃之火甚大脉洪

只用十帖即消大病也。

五味子五粒。黃芩八分。枳殼七分。柴胡七分。玄參七分。薄荷四分。

乾葛七分。梔子七分。生地黃八分。石膏半。大黃五分。當歸半。甘草五分。

右咀片水煎空心服。

廿一方，痰喘氣急，胸膈痞滿，有升無降，此方主之。

青黛乂卜。石膏乂卜。黃連大卜。梔子八卜。玄參乂卜。柴胡乂卜。枳殼丌卜。

厚朴乂卜。大黃二彡。檳榔丌卜。紫蘇子丌卜。貝母丌卜。天花粉八卜。

右咀片水煎食遠服。

廿二方，治男女足湧泉穴火起攻上，或如滚水之形，此方神效。

當歸七卜。白芍藥寸卜。川芎卜。熟地黃大卜。黃柏八卜。知母丌卜。

桂心卜。麥門冬二彡。枸杞子三彡。杜仲丌卜。熟附子三厘。

右咀片水煎空心服。

○廿三方、怔忡之症，皆因血不足，痰火上攻，以致人事昏迷，認人之声，即驚心下作战。此方用之有效。

蓮肉一錢。茯神九分。遠志六分。石菖蒲五分。甘草三分。當歸九分。人參八分。白朮五分。熟地黃六分。川芎半。白芍藥八分。

右咀片水煎，空心服。

○廿四方、口吐涎痰白沫者，乃為中氣不足之症，精液不能運化，隨氣上出，其方有效。

當歸一錢。白芍藥八分。白朮八分。茯苓五分炒。山查六分。麥門冬一錢。蒼朮泔浸炒五分。乾薑炒黑三分。甘草三分。陳皮五分。草荳蔻三分。黃連酒炒三分。

右咀㕮水煎空心服。

廿五方、吐血之後四肢無力不能行六脉浮而無力此方主之六劑效。

當歸子　白芍藥小卜　川芎下　熟地黃木卜　黃栢小卜　知母子　陳皮子

茯苓子　白朮小卜　麥門冬子　右咀㕮水煎空心溫服。

廿六方、癆瘵午後發熱作瘦嗽此乃陰虛火動之症。

當歸子　白芍藥小卜　川芎子　生地黃子　麥門冬子　黃栢小卜一　知母子

枸杞子三卜　五味子五粒　款冬花二卜　右咀㕮水煎、空心溫服。

廿又方、專以癆瘵、五更咳嗽此乃是肺經有火治之有效。

黄芩七分。桔梗一钱。当归一钱。白芍药八分。川芎一钱。柴胡一钱。玄参一钱。
栀子八分。黄柏八分。知母一钱。右咀片水煎。空心服。

廿八方、专治痨瘵蒸热咳嗽不止乃是虚咳也。
当归一钱。白芍药八分。川芎一钱。熟地黄八分。贝母一钱。天花粉一钱。桔梗三分。
五味子二十粒。款冬花一钱。马兜铃八分。黄芩一钱。右咀片水煎、空心服。

廿九方、治痨症痰火气血两虚厥阴虚损两眼重花。此方屡效。
当归一钱。白芍药八分。川芎一钱。熟地黄八分。黄柏八分。知母一钱。薏苡仁八分。
熟附子三片。枸杞子三钱。陈皮一钱。茯苓一钱。远志一钱。右咀片水煎空心温服。

三十方、治日久癆瘵熏煎精神恍惚氣短不思飲食夜夢不安〇
茯苓 一錢〇 遠志 九分〇 硃砂 一分〇 當歸 九分〇 麦門冬 九分〇 人參 五分〇 白术 一錢〇
黄栢 一分〇 知母 五分〇 陳皮 四分〇 右咀片水煎空心溫服
卅一方、治陽明經火鬱積久鼻中寒肉擁住其竅、此湯又兵藥在後立效〇
辛夷仁 一分〇 羌活 三分 黄連 五分〇 黄芩 九分〇 桔梗 三分〇
當歸 一分〇 生地黄 五分〇 玄參 九分〇 柴胡 一分〇 升麻 三分〇
右咀片食遠水煎溫服〇
卅二方、右手疼痛此乃是氣受瘀病、是也〇

貝母一錢。天花粉八分。枳殼六分。半夏八分。防風五分。荊芥四分。甘草三分。
當歸五分。生地黃五分。梔子八分。黃芩五分。桔梗三分。川山甲三分土炒。
右咀片薑三片水煎服。

一 昔方、左手疼痛者乃受血虛之症用此方有效。
當歸一錢。白芍藥八分。川芎一錢。熟地黃八分。黃柏八分。知母八分。枸杞子五分。
五加皮三錢。薏以仁五分。麥門冬一錢。
右咀片水煎食遠溫服。

〇 昔方治胃中大盛痰結胸中作疼不可忍者服此稍安以用承氣湯下之。
大黃三錢。枳殼八分。黃連一錢。黃芩八分。柴胡五分。梔子五分。香附四分。厚朴四分。

右咀㕮水煎。

廿五方，治胃受風寒。痰結放中作疼。服冷物痛急。服換物即安。用此行痰。防風半 荊芥八分。羌活五分。桂枝五分。天花粉八分。貝母八分。甘草三分。白朮五分。蒼朮五分。干姜三分。杏仁五分。右咀㕮水煎。

廿六方，治氣虛。痰火上攻。昏沉不知人事。四肢麻木不能行動。極效。人參三分。白朮三分。茯苓分。貝母八分。天花粉八分。干姜三分。當歸八分。黃連五分。甘草三分。黃芩八分。柴胡八分。右咀㕮水煎食遠服。

廿七方，治痰氣攻心。迷失心竅。以為狂顛。不知人事。昏沉在地。

又似中風有效。貝母一錢。天花粉七分。海粉七分。青黛七分。黃連八分。黃芩五分。梔子八分。蘇子七分。枳殼六分。大黃三錢。檳榔六分。柴胡三分。右咀片水煎，空心服。

卅八方　治瘦火日久，氣血兩虛，陰火上炎，拳骨如槐花之色，寒熱往來，治之有效。

當歸一錢。白芍藥四分。川芎一分。麥門冬三錢。黃芩八分。玄參四分。薄荷三分。黃柏七分。知母六分。柴胡六分。梔子六分。右咀片水煎，空心服。

卅九方　治瘦火，積火心鼻開，如燒酒之氣，此乃神氣散而魂魄離位，極效。

人乳一錢。蓮肉二錢。當歸一錢。白芍藥四分。川芎一分。熟地黃七分。遠志八分。

茯神八分　麥門冬一錢

右咀片水煎空心服。

四十方、治痰氣流於腸胃之中，將作雷鳴之患，或作疼痛，此效。

貝母一錢。天花粉一錢。石膏二錢。青黛五分。海粉五分。黃連六分。柴胡一錢。

條芩五分。檳榔四分。當歸六分。麻仁五分。枳殼五分。厚朴四分。大黃一錢。

右咀片水煎空心服。

四十一方、治痰隨氣升上，倒於眉目之間，久作疼痛不散，此方有效。

防風一錢。荊芥一錢。天花粉五分。貝母五分。黃連六分。柴胡六分。梔子八分。

升麻三分。杏仁七分。甘草三分。

右咀片水煎、食遠服。

○四十二方治眉心疼乃是風痰隨氣而上結於眉目之間不能流運。疼痛不止用此方神效。

羌活一錢　玄參一錢　柴胡八分　梔子一錢　升麻八分　黃連八分　石膏一錢　当归一錢　生地黃一錢　甘草八分　荊芥八分　各等分。右㕮咀水煎食遠服。

○四十三方五火隨動又因怒氣冲犯灼眼珠爆出紅筋連眼角。用水銀一兩令人仰面將此運之以用服藥。

黃連一錢　柴胡八分　青皮八分　生地黃八分　当归八分　升麻三分　鉛錫一条　木別子三个　木賊一錢　右㕮咀水煎食遠溫服其紅筋自收其眼珠

以舊安正三四日仰臥不許動搖禁一又而安

四十四方治鼻聲重內停鬱火外感風寒風火二氣相結潮熱咳嗽不安

羌活一钱　防風八分　荊芥八分　知母五分　天花粉五分　貝母半　黃連五分

桔梗一钱　杏仁五分　升麻三分　柴胡八分　黃芩八分　右咀片水煎食遠服

四十五方痰流肌膚作大胞而疼痛

防風五分　荊芥半　川山甲三分　蘿蔔子八分　蘇子八分　白芥子八分　黃芩三分

梔子三分　柴胡三分　貝母八分　天花粉三分　右咀片食遠服外用敷藥

秋

大黃二钱　朴硝半　大蒜三个　共為搗爛敷上即消

四十六方、治牙齒痲腫不可忍，此乃是陽明積熱日久生瘻，又因煎炒太過

牡丹皮八分　羌活七分　黃連五分　玄參八分　當歸七分　生地黃七分　甘草三分

龍膽草七分　柴胡九分　升麻三分　梔子七分　右㕮咀水煎食遠服

四十七方、牙齒痲腫脹疼，一日出血，乃陽明經熱毒，破血出不休

生地黃[illegible]　蒼朮九分　升麻三分　黃連九分　柴胡五分　使君子一個　石膏三分

雄黃八分　獨蒜一個　右㕮咀水煎食遠服

四十八方、痰火鬱久失聲，飲食如舊，六脈俱洪大

山豆根八分　牛蒡子八分　梔子五分　黃連三分　柴胡九分　生地黃八分　當歸七分

天門冬一錢　麦門冬一錢半　石膏二錢　玄參八分　知母一錢　升麻三分　甘草二分

右咀片水煎加竹瀝食遠服

四十九方、治瘀流入膀胱作疼痛不消用此立效

黄栢八分　知母八分　貝母一錢　天花粉一錢　滑石八分　赤茯苓八分　木通一錢

梔子一錢半　玄參八分　車前子一錢　豬苓八分　澤瀉八分　右咀片水煎空心温服

五十方治上焦積熱太盛傷人形面紅腫為疼痛乃瘀中有血此效

人參八分　黄芪一錢　當归八分　生地黄八分　杏仁九粒　蘇木一錢　黄連一錢

柴胡八分　薄荷八分　升麻三分　枝子一錢　枳殼　牡丹皮

右咀片水煎食遠服

五十一方、治積熱日久飲酒過多勤動三陽之火蓋頭面其諸陽之首腎水多虛炽火炎上氣血不能滋養日夜疼痛不止立效

黃栢〤　知母〨下　當歸〧下　熟地黃〨下　白芍藥〡下　川芎下　黃連〦下

梔子〦　玄參〡下　升麻〦下　柴胡〧下　右咀片水煎食遠溫服

五十二方、氣中積熱遍身生赤麻疹乃是痰火之使然喘息不休立效

蘇子〤　薄荷〧下　天花粉〨下　貝母〨下　枳殼〧下　蔓荊子〡

白蔓子〧下　當歸〧下　生地黃〧下　檳榔〤　梔子〤　柴胡〨下　甘草二下

右咀片，水煎服，童便為引。

五十三方　治三陽積撲痰氣流於上焦，而成痰厥，嚥之不下，吐之不出，名曰痰核，氣塞之病，用此立消。

連翹錢　梔子三錢　黃連三錢　巴荳九粒　三稜錢　蓬朮錢　香附一錢　厚朴錢

木香二錢　青黛錢　海粉錢　當归錢　陳皮錢　青皮錢　茯苓錢　甘草錢

小茴錢　貝母錢　花椒錢　半夏錢　白朮錢　紅荳錢　砂仁錢　烏藥錢

柴胡三錢　枳殼錢　大黃五錢　良姜錢　干姜錢　胡椒四十九粒

右為末，醋糊丸如梧桐子大，每服十丸，用核桃仁嚥下，神效。

五十四方。治痨瘵痠火鬱火而生痨虫。奇状食人臓腑精華。始然不覺。遭以傳染。仔细〻〻。用此方除根神效。

啄木鳥一个　硃砂一两　用精猪油二两。而鳥食之。將鳥悶死。次用塩泥固罐。將鳥同硃砂入罐。再固。文武火一炷香。取出研细。配以药。

厚仲一两。檳榔一两。使君子一两。雄黄半。

右為末。用豆粉打糊為丸。如菉荳大。勿使患者知。所服三四十丸。空心涼水送下。

五十五方。治腎水不足。使火邪侵傷元氣。至使頭角疼痛。日夜不止。名曰陽虛頭疼。

當歸錢半。川芎錢。黃柏半。知母半。枸杞子二錢。山藥二錢。厚朴一錢。

白芍藥一錢。熟地黃錢半。熟附子三厘。右咀片水煎、空心服。

五十六症，治衄血之疾，乃上焦積熱，火燻隨氣而上，乃鼻中出血，明效。

生地黃半。連翹半。梔子錢半。當歸八分。黃芩五分。柴胡五分。丹皮錢半。

紅花八分。黃連半。加四生湯一料。右咀片水煎、空心服。

五十七方，治舌上出血，乃是上焦積熱，舌下有竅通於腎水，不能滋潤，恐舌裂出血。此方其妙通神。

黃柏半。知母錢半。當歸錢半。黃連七分。柴胡七分。白芍藥一錢。丹皮二錢。

槐花二錢 紅花二錢 生地黃二錢 右㕮咀水煎空心服。

五十八方 治口中生瘡疼痛不可忍者。皆由煎炒厚味積熱使然而作其效如神。

連翹一錢 梔子一錢 薄荷五分 升麻三分 黃連一錢 黃芩一錢 生地黃二錢 柴胡二錢 甘草五分

右㕮咀水煎食遠溫服。

五十九方 治平日先有積熱。因房勞飲酒太過。忽然喉嚨疼痛不止。胃中有火。上焦大熱即效。

桔梗二錢 甘草一錢 連翹一錢 黃連一錢 柴胡一錢 梔子一錢 生地黃一錢

黄芩八分。右㕮咀水煎食遠温服。

六十方 凡人面鼻紫黑，乃是陽中之陽，皆因酒熱遂傷血脈逆滯。治當行氣散血，其妙如神。

干姜一錢 升麻五分 当归一錢 紅花五分 枯芩一錢 茯苓五分 陳皮五分 甘草三分

五灵脂五分 黄芪二錢酒浸 石膏一錢 玄參一錢 右㕮咀水煎，食遠服。

六十一方 治酒刺鼻，乃因熱血挾入肺，此藥服之效。

干葛一錢 黄連一錢 紅花五分 当归一錢 生地黄一錢 五灵脂五分 甘草三分

陳皮三分 茯苓五分 血見愁五分 黄芩五分 右㕮咀，姜三片，水煎服。

六十二方　治鼻塞因热在上焦，積住太盛，日久成腦崩，亦可服之。

黄芩一钱　人参一钱　甘草一钱　川芎一钱　麦门冬一钱　天门冬一钱　石膏一钱

辛夷仁一钱　防風一钱　荊芥一钱　右㕮咀，水煎，食遠服。

六十三方　治鼻不聞香臭，此皆氣虚受熱，腠理不密，風寒易入於肺，日久則肺竅不通，故不聞香臭，每用此方有效。

黄芪一钱　升麻一钱　蒼朮一钱　羌活一钱　獨活一钱　防風一钱　干葛一钱

甘草一钱　麻黄一钱　川椒一钱　白芷一钱　辛夷一钱

右㕮咀，姜三片，棗三枚，葱白三寸，水煎服。

六十四方，治驚傳心包氣血兩虛飲食少進乃是心經少血神氣
心枯用寧心湯效
遠志錢　茯苓錢　人參五分　麥門冬錢　白芍藥七分　川芎八分　黃芪七分
梔子錢　酸棗仁錢　干姜五分　生姜三片　棗三枚　加檳榔水煎服
六十五方，治火邪積熱流於大腸作燥閉結不利此方，潤大腸效
當歸錢　白芍藥七分　生地黃八分　麻仁五分　條芩七分　柴胡八分　甘草五分
右四味水煎食遠溫服
六十六方治三陽積熱日久腎水、虧虛不能上升降火明目

赤腫疼痛宜升陽降火一帖次用滋陰降火十帖而愈

防風錢半 荊芥半 黄芩八分 菊花八分 黄連五分 羌活六分 升麻一錢

川芎七分 杏仁五分 甘草一錢 當歸五分 生地黄八分 右咀片水煎食遠服

六十七方治氣血兩虛痰火為害變成癱瘓不問先寒後熱

先熱後寒服之皆效

當歸錢 白朮一錢 黄芩一錢 柴胡錢 桔梗一錢 枳殼七分 厚朴七分

檳榔一錢 青皮一錢 半夏五分 甘草一錢 五加皮一錢 茯苓一錢 白芍藥一錢

右咀片半酒半水煎出取一遍次又加水一碗再煎二服夜少露

五更方吃診藥忌一切生冷魚雞

六十八方治積勞生瘦又因飲食太过傷胃变成赤白痢疾

當歸二錢　白术八分　人參五分　半夏一錢　陳皮一錢　白芍藥六分　茯苓五分

甘草三分　草荳蔻三分　黃連一錢

右咀片生姜三片水煎服

六十九方治婦人氣血兩虛飲食少進日久骨蒸潮熱肌体羸瘦

當歸二錢　熟地一錢　白芍藥六分　川芎三分　陳皮一錢　白术八分　茯苓五分

香附四分　麥門冬四分　黃芩五分　柴胡一錢　地骨皮二錢

右咀片姜三片水煎溫服

又十方治火積中焦常常噫噎不止此方神驗

黃連半 梔子各 連翹少 柴胡少 生地黃各 檳榔少 大黃一半

當歸各 黃芩半 柿蒂半 右咀片水煎空心服

又十一方治氣血兩虛厥逆陰證中寒邪入內常作噫氣不止其效如神

人參半 干姜半 附子半 甘草少 當歸半 右咀片水煎服

又十二方治痰氣寒上進二氣往來不調所常作疼不止潮熱往來宜行痰降火如神

貝母半 天花粉 枳實 厚朴 青藤 青皮 海粉

青黛。柴胡。黄芩。黄連。連翹。甘竹。金銀花。
防風。荊芥。各等分。右咀片水煎服。
四生湯。生地黄。生藕節。生荷葉。生陳皮。

中華民國元年嘉平月五春日抄完

吳氏秘傳痧大又十二方卷之終

驗方秘録

提要 葉紅

安徽博物院藏新安孤本珍本醫籍叢刊

——第三輯——

内容提要

《驗方秘録》，不分卷，清代新安醫家謝奕卿撰，是一部彙集實效驗方的著作。

一、作者與成書經歷

謝奕卿，生卒年不詳，安徽黟縣人。其行醫範圍遠至江西。謝氏勤思好學，善於記録，於外科頗有心得，在《驗方秘録》中記載了跌打損傷、瘡癰腫毒等多種外科疾病的驗方。謝氏對藥物劑型深有研究，記録並創制了大量簡便成藥，常用丸散膏劑，藥味少而量小，『效若神仙』。謝氏驗方多源自生活，取材方便，簡便效廉，其治法具有一定的代表性，尤其是書中標有『屢驗』『神效』『秘方』的驗方，均詳細記述了方藥的組成及服用方法和炮製方法，有其獨到的見解，可供讀者臨證時參考。

二、版本

《驗方秘録》單行本現存一種清抄本，現藏於安徽博物院，《中國中醫古籍總目》未載。全本共一册，四眼綫裝，開本尺寸縱二十三點五厘米，横十七點一厘米，正文半葉八行，每行二十字左右，四周雙邊，黑色花紋版框，版框尺寸縱十九點五厘米，横十三點二厘米。

三、基本内容與構成

《驗方秘録》載方一百八十四首，内容較雜，但不外醫學驗方及生活驗方。醫學驗方一百七十餘首，涉及内、外、婦、兒等各科，其中以外科與急救方居多，内服藥以丸、丹劑型為主，包括對疫病、婦人經帶胎産病、小兒急慢驚風、瘡癰腫毒等多種疾病的臨床驗方。生活驗方十餘首，包括食品的製作與保存、物品的修理、生活常識、道藏祝法等，如『制牛皮蛋法』『茶油浸鮮物不腐』『修補瓷器』『探病宜忌日』『心緒不寧夜多噩夢』等。

四、引用文獻

《驗方秘録》以簡便效廉為核心立意，除謝氏之驗方外，另集各家之奇驗方，省略病因病機、辨證論治，唯留方名、方藥組成及用法，意在方便讀者。據考證，全書二十三首驗方出自陳士鐸《石室秘録》，此外部分驗方出自《太平惠民和劑局方》《良朋彙集》《魯府禁方》《醫方集解》《外科全生集》《仙拈集》等書。

五、學術特色

（一）簡便效廉，治法奇驗

《驗方秘録》載方中有很大一部分單方，或只有兩三味藥組成的驗方，用藥簡便效廉，但辨證精准，切於實用。如治療心痛用巴豆一粒燒灰棗肉為丸，服一小丸立止，再用一大丸裹臍內立愈；治療破傷風用全斑蝥、焦糯米各三厘共為末，黄酒沖服即愈；治療小便不通、腹脹欲死用蚯蚓五六條研爛投入涼水一碗，攪勻澄清去泥滓飲下即通。《驗方秘録》中大多系簡便驗方，治法奇特，確是在精確把握主症的情況下辨證施用，療效顯著。

（二）兼收並蓄，繼承發展

《驗方秘録》除收集大量簡便驗方外，還擅長在古方的基礎上靈活變通，常常對藥方進行加減化裁，創制新方。如驚風牛黃丸是在《太平聖惠方》牛黃丸的基礎上加減化裁而成的，組成僅天花粉、膽星、硼砂、元明粉、雄黄、麝香、牛黄七味，並用薄荷湯送服；健脾豬肚丸是在《醫方集解》健脾丸的基礎上化裁而成的。

（三）丸丹救急，力挽狂瀾

《驗方秘録》中半數以上的方劑為丸、丹劑，取其藥味少而量小，使用方便，治療慢性病不傷及脾胃，治療急性病可力挽狂瀾。大多數急症來勢迅猛，臨時配方煎藥往往緩不濟急，謝氏善取丸、丹等成藥治療急性病，能充分發揮其隨時應急、方便效捷等優勢。如謝氏用驚風牛黄丸治療小兒急慢驚風，用香薷丸、禦宮寸金丹治療各種危急疫病等。

（四）藥飲多樣，因病而異

《驗方秘録》中内服藥大多有特定的服用方法，有的僅為了便於吞服，便以白湯或米飲湯送服；有的藥飲自身便是一味對症的藥物，或不宜入煎，或用作藥引。謝奕卿常用酒、薄荷湯、生薑自然汁、雞蛋清、菊花自然汁、蜜湯等調服散劑或送服湯劑，酒常常被作為藥引，以行藥勢；薄荷、菊花自然汁常可清熱解表，發揮輔助治療作用。種種服飲用意，皆因病而異，輔助治療，用心良苦。

（五）藥食同源，血肉有情

謝氏主張藥食同源，這一思想貫穿《驗方秘録》全書，書中有藥食兩用方如『八珍糕』；食物也常出現在謝氏驗方中，如糯米常被作為補脾胃的藥物使用；藥酒的運用亦較多，既有治療作用，又有保健功能，既可外用，又可內服，有通血脈、厚腸胃、祛寒氣、潤皮膚的作用。謝氏常以血肉有情之品入藥，認為血肉有情之品柔、潤、溫、通，往往性溫和而質潤，兼能通達奇經，與身之精血同氣相求，非無情草木可比。《驗方秘録》中常用血肉有情之品如鴨肉、鯽魚、魚鰾、豬肚、蚯蚓等，取材方便，療效顯著。

安徽中醫藥大學　葉　紅

驗方秘録

古墅謝奕卿藏存

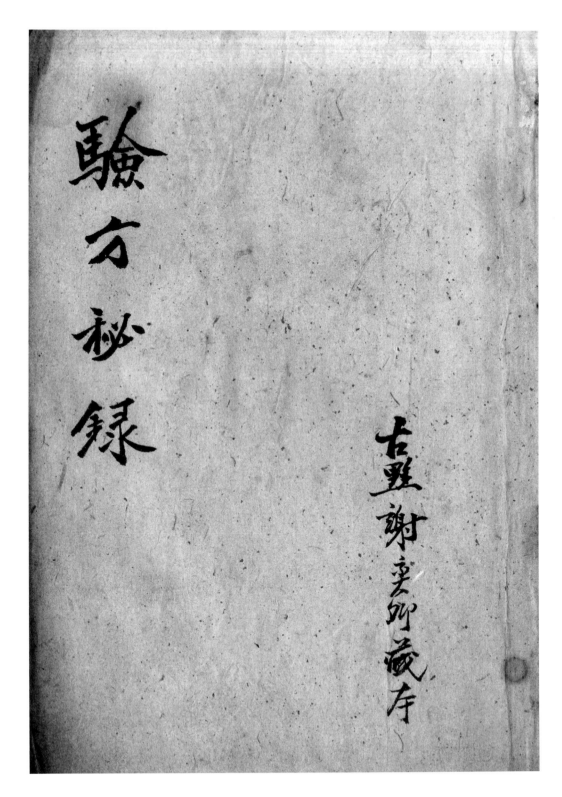

萬方目録

十五　製痲球糖

十六　痲積神方　小兒目附不見

十七　人馬平安散

十八　妊婦拿血虛竭

十九　心跳不寧夜多惡夢

廿　咳嗽神方

廿一　誤食野菜毒

廿二　誤中砒霜毒

廿三　修舊銅器如新

廿四　整熬桐油法

廿五　探瘤宜忌日

廿六　修補磁器

廿七　安胎神方

廿八　水疔瘡

廿九　真疔瘡

卅　發背初起

廿一 玉兎散 治婦人産後陰下脱收腸不脱

廿三 痔瘡方驗

廿五 凍瘡方

廿七 脹痢方

廿九 香連丸

卅一 小便不通

卅三 噤口痢嘔逆不食

卅五 隔食仙方

廿二 拔痔方

廿四 流火方

廿六 鵞掌瘋

廿八 固齒仙方

卅 腸紅方

卅二 黄胆痛方

卅四 隔噎草方

卅六 癬方

治大麻瘋方

孕婦忌藥詩

退箭方

推車散

治疔瘡要藥方

治瘰癧方 並結核在胸脅俱治

瘰癧潰爛方

菜油飲 治一切瘡毒重症

截瘧方 不拘一二三日皆治

治跌打杖責不痛方

消箭方

貼敷瘰癧神効方

消一切無名腫毒諸藥方

又方 仝上

頸項結核或連腫硬痛方

腎子爛出方

廿五 寒臌脹
廿六 瘟疫方
廿七 噤口痢
廿八 吞金方
廿九 鄭奐仙方
卅 接骨神方
卅一 心痛方
卅二 臁瘡方
卅三 治小兒赤遊風胎毒
卅四 治胃脘中急痛飽滯即瘦食
卅五 治濕毒臁瘡
卅六 治濕熱腿瘡
卅七 治諸骨哽喉
卅八 治乳癰乳岩方
卅九 治赤白痢神效方
卌 難產方

卅一　胎死腹中方

卅二　楊梅神驗方

卅三　陰瘻縮大不消

卅四　痛風膏驗方

卅五　偏正頭風百藥不効方

卅六　破傷風神方

卅七　小便不通腹脹將死

卅八　瘀血靈驗方

卅九　月經久閉逆從口鼻出血

卌　癆瘦外治方

卌一　時症狂走

卌二　陰症腹痛將死

卌三　休息痢方

卌四　噤口痢方

卌五　痢疾膏効方

卌六　醒迷至寶丹　治癲迷心竅癡呆顛狂

第廿七 勞嗽之方

第廿八 黃腫五疸神方

第廿九 痞積方

第卅 隔食反胃方

第卅一 頭眩運倒方

第卅二 水脹小便淋閉

第卅三 救男婦尸厥

第卅四 風濕癱瘓

第卅五 腰腳風痛不能踐地方

第卅六 治腰閃作痛及手足傷損

第卅七 消渴病方

第卅八 二便脹閉不通之方

第卅九 大便閉結方

第四十 小便閉塞之方

第四十一 立止水瀉方

第四十二 瀉洩初起神効方

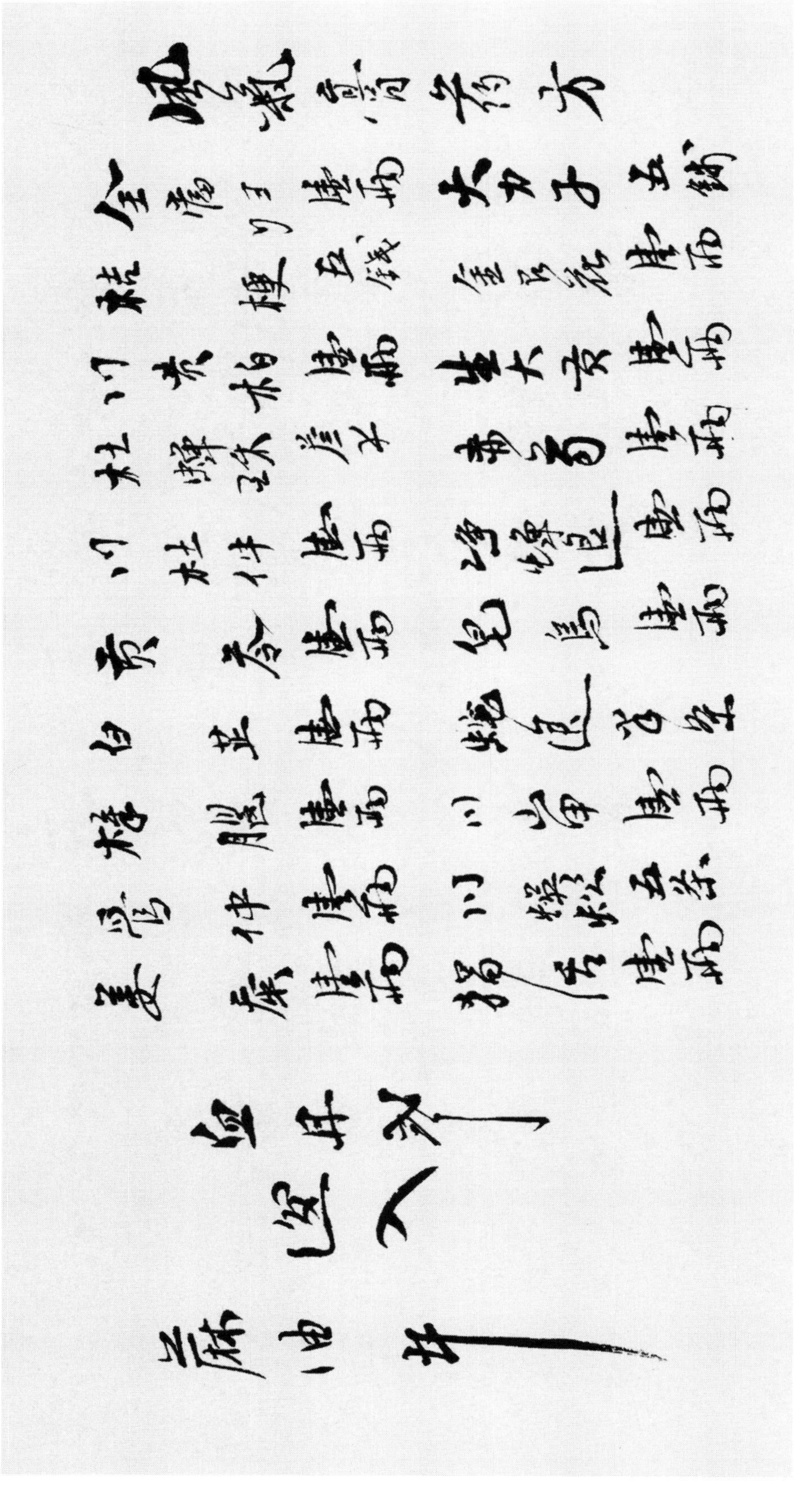

此頁夾于第六十八頁與第六十九頁之間

久瀉丸方

五淋症方

五魯丸

治臌脹初起實症方

催生至寶活命神丹

經閉不通方

治陰症手足緊黑

小兒痢疾方

脾虛瀉泄及老人五更瀉方

小便不通尿血

保安延壽丹四時瘟疫傳染

難產方

男女黃病方

白帶白濁方

治赤白帶年久者方

大頭蝦蟆瘟

治消瘰癧丸方

治臨産交骨不開方

治頸癧之方

治白髮頭方

治消痞塊方

治癭方 老癭 頸癭

治人舌吐出不收方

治鼻大如拳瘡痛方

治黄痛方

治婦人白帶方

治坐板瘡方

治清肺益氣方

治瘰癧方

治毛孔皮元出血不止方

治人舌縮入喉嚨不能語方

治男子乳房腫痛方

又方　手足脱下人不死方

又方　手指甲尽行脱下方

又方　喉患大痙紅瘿瘤方

又方　囊门生蟲奇痒方

又方　臍肚上長肉塊方

又方　臍溼穿痛方

又方　產门外生瘡方

又方　頭面上生瘡方

又方　身上手足生瘡方

又方　治藏毒痔漏方

第八方

貳方

製牛皮蛋

以茶豆湯投松竹葉數片待温將蛋洗淨每百枚用鹽十兩栗柴灰或雜柴灰五斤石灰一升為常醃足法入坛三日取出盤調上下復翻入坛過三日又為之共三次封藏一月即成皮蛋邪門方法用蕎麥及稻柴石灰

月蝕瘡

月初生時小兒以手指月乃生瘡或耳或鼻或生手指上隨月生死故名月蝕瘡治法以端午日取蝦蟆燒灰研

性爲末豬膽調敷

驚風牛黄丸

天花粉一兩　膽星三錢　硃砂一錢　元明粉二錢　雄黄三錢　射香二分　真牛黄一錢　以上各藥味俱要淨另研煉蜜爲丸如芡實大硃砂爲衣用臘封固勿令泄氣

如小兒急慢驚風用薄荷湯調服一丸有起死回生之功

急慢驚風

一粒丹　砂一兩檮加犀射香入同擂臨服調加生人血乳

七　六　七

專治驚風并吐咽

一粒丹砂一厘雪元明粉三箇姜蚕一箇蝎不論急

慢甚驚風臨服要取生人血

風濕痛藥酒方

威靈仙半　廣木香半　土牛夕半　洛陽花一手

木瓜半　右藥用火酒四斤浸一日隔湯煮三炷香

後便取出埋地中一七臨睡飲一小鐘

史國公藥酒方

八十

防風一兩　秦艽一兩　萆薢一兩酒炙　虎脛骨一兩酥炙
鱉甲一兩酥炙　晚蠶砂一兩炒黃色　牛夕一兩　當歸一兩
蒼耳子四兩搥碎　枸杞子四兩　油松節一兩打碎　羌活一兩
白茄根八兩飯上蒸熟
右藥十三味，依方製過，入絹袋扎口，用無灰酒三十五斤，
塩泥封固，浸二七晝夜，取出埋土中三日，取听用。
茶油浸鮮楊不腐
暑天以磁甕盛茶油浸鮮魚肉等物，數日不腐。

九十一

取出煮食似為鮮味油可煮菜更美

婦人痛乳

取菊花自然汁冲酒服發汗即消

犬咬方

用菊花搗爛敷患處即愈

製酒藥方

四兩神曲乾了炒十斤糯米飯蒸成胡椒良姜各

三兩桂花五兩細辛同五百杏仁休缺少更將白

十二方

麵斗有蛋諸藥將來為細末共同調拌入瓶中封
七夏五冬半月那時方纔揭開瓶取出搗爛三千
杵以圓為彈形一壺滾水泡一粒放在壺中自有靈
須刻須臾即美酒須云長壽又長生

琥珀酒方

滴花燒酒十斤荳蔻一斤用水八斤煎蘇木一兩
用水二斤煎浮糧一斤桂香末用將荳蔻蘇木去
渣共入燒酒攪勻澄清色如琥珀清秀可愛

十二　奇　去

八珍糕

人參 扁豆炒 茯苓 芡實 山藥 蓮肉

苡仁 甘草炙 共製為末加陳米飯曬干磨粉用

砂糖收製黃糕法常服可以代飯而胃口潤矣磨

粉調服亦可

製糖棗法

用芋頭蒸搗汁和麪曬乾油煎拌糖

製麻球糖

十六方

芋頭梗和鼓切成方塊曬乾油並入炒芝麻拌

疳積神方　小兒目將不見

石决明醋煅　草决明　川萆薢　蔓荆子　各等分

共為細末用雄黄雞肝一具不見水去衣膜將藥末同

搗爛罨加酒醸和拌勻飯上蒸熟加砂糖早晚不拘

時服効

十七

人馬平安散

硃砂子　雄黄子　牙硝手　草撥三厘　射香一下

冰片一分　金箔十張

右藥各研細末稱準分兩於五月五日午時合自用

小磁瓶收貯勿令泄氣用時点眼角立愈

十六

妊婦氣血虛弱

當歸半錢　砂仁一錢　生姜一大片　用鴨一隻同煮

食鴨極妙

十九

心緒不寧夜多惡夢

夜寢臨合眼時以手撫心三遍閉目微祝曰

太昊九宮　太乙守身　百神參位　魂魄相同
長生不死　塞滅邪凶
祝畢而寢此名九宮隱祝寢魂之法常能行之使
人魂魄安寧永獲貞吉

二十方

咳嗽神方
香油兩蜜糖兩生姜自然汁隔湯煮過清
晨服積久咳嗽無蹤跡

廿一

悮食野菜毒

廿二

脩灵芝益湯頒立急　廿七乃草中之王

悮中砒霜毒

蜜宅僧一手研極細末用雞蛋清十箇調蜜宅僧末灌下困大便出即急

廿三

修舊銅器如新

用醋和麵塗抹時加水潤一遍時候乾洗去麵則光亮如新且無痕跡

廿四

探病宜忌日

廿六方

壬寅壬午連庚午　甲寅山卯巳卯方

神仙留下此大日　凡人疾病代人亡

廿七

修補磁器

白芨明礬半夏　為末以鷄蛋清調補候干用

安胎神方

妊婦撲撞胎動疼痛危急以蜀葵子炒　搗為末

隨引服下即安五月五日取者佳為急用不拘時日亦可用

廿八

水疔瘡　末老先白頸者是

廿九

蘿芐菜用食塩共搗爛貼患處則愈

卅

真疔瘡

取和裡石上青螺數枚用生酒糟搗爛加食塩
少許敷患處一週時拔出即愈

卅一

發背初起

以鯽魚茶葉共搗爛貼患處効

玉兔散 治婦人產後陰下脫似腸不收

解兔頭一個燒灰存性敷之即縮入

卅一方

拔疔方

皂凡半　食鹽半　硇砂半　明凡一兩　火硝一兩

青鹽一兩　砒石半　水銀一兩　用鉛二錢製

各研細末和勻入小罐畧焙乾上用碗蓋鹽泥封固

文武火昇三炷香取起候冷割下研極細末用飯搗

勻作小餅子銀硃為衣磁器收貯以用取一厘安疔

上外用小膏藥貼于疔口即安然無事矣

卅二

疔瘡方　驗

廿の 苦 艾

鰣魚背翅下長鱗每翅下只一箇生取陰藏遇患者用唾沫貼上一週時則愈

流火方

以老生薑切片同鹽搗以絹包熨患處久熨除根

凍瘡方

用熱水洗拭乾以綿紋大黃爲末和蜜敷永不再發

鵝掌瘋

洋糖水調搽上以側柏葉燒烟熏患五日不見水

卅七方

卅八

卅九

膈病方

河園肺一具用銅杓熬油搽勁

固齒仙方

雄鼠骨　當歸　沒石子　熟地　榛皮　青鹽

細辛　等分　共研為細末用棉布裹成條

擦牙根上則永固不浮動

香連丸

黃連十二兩　吳茱萸泡湯炒　木香四兩　不見火　石蓮四兩

四十

回一

三味共研為末水泛為丸專治赤白痢裡急後重

噤口痢

腸紅方

生地錢　槐子錢炒　地榆錢炒　條芩錢炒

白芍錢酒炒　槐子錢炒　荊芥穗錢炒　甘草一下

側柏葉錢炒　臭椿根錢炒

水煎服輕者一二服則止重者三四服無不除根

小便不通

の十二方

の十三

の十四

地膚草取自然汁飲之立効

黄胆痛方

活鯽魚重の五兩去破肚去腸加陳壁土一撮合臍上扎定春夏日換兩次秋冬一日一換連換三週時則愈

噤口痢嘔逆不食神効方

石蓮肉去心炒研為末每服三錢陳米飲調服如嘔吐加生姜汁之匙同服

隔噎單方

の方

以老薑不拘多少，于五月廿九日用竹刀不見水刮去皮，以小便洗淨陰乾研細收貯，用時數日前先炙風灰，好性陳酒服三錢重，至三四服則愈。

隔食仙方

夜合花即馬纓絨花，又俗名為夾門花，帶露採下陰干一兩　莪术一兩　射干一兩　白芍一兩　熟地一兩　牛夕一兩　白茯苓一兩　川歸身一兩　甘草二錢　核桃肉去皮淨一兩

右藥十味照分兩稱準，依古炮製，入黃米粽二斤，以消

四支

四十六方

袋盛药入磁罐内加滴燒酒十一斤用大罐盛磁罐在内

隔水煮三炷香以多為妙如煮酒一般取出药渣絹袋擠

乾酒注罐内封固三七後隨意用日服三四次立刻見效

忌臭腥發食每次只服三四匙

癬方

鳳仙花根　玉簪花根　土大黄根　尾松根

共搗汁和硫黄末擦妙

清脾丹　治瘡初起

の十八

の十九

青皮 蒼术 厚朴 陳皮 甘草 茯苓
半夏 柴胡 黄芩 草菓 只殼 紫蘇
川芎 香附 姜枣為引 水煎臨卧服

護腸丹 此是表方藥

川附一枚 桂皮 丁香 肉蓯蓉 紫梢花 各兩
川麻油熬滴水成珠加射香少許攪勻攤膏藥用

護腰連環 此是一表方藥

辰砂 一二錢 肉蓯蓉 一二錢酒洗焙曬干 射香少許 地龍 又根焙干

第五十方

共為細末以元武汁為丸如梧子大每次用一丸入少飲水開

香薷丸

香薷莖兩　紫蘇葉兩　藿香葉二兩　茯神兩

木瓜兩　甘草兩　松香二錢　丁香二錢　香薷莖

用水淘淨曬藥　共為細末用蜜二斤為丸重一錢不

拘時陰陽水服

專治傷暑伏熱燥渴瞀悶頭目昏眩胸膈煩滿嘔

噦惡心口苦舌乾肢體困倦不思飲食霍亂吐瀉

五十一

轉筋大病並皆治之

鼈甲丸 唐少司馬進上方

鼈甲 八両 蛤粉炒 何首烏 四両 連皮 生用

乾桑椹 四両 沙苑蒺藜 八両 酒洗 當帰身 六両 酒潤

牛膝 八両 酒洗 根書肉 廿の枚 共為細末以黒豆熬

膏半碗同煉為丸 每早晩各服の七錢

五十二

健脾丸 又名補肚丸

蓮子肉 八両 去心炒 芡実 四両 炒 山薬 四両 炒 茯苓 四両

五十三

茯苓一錢炒　白术一錢土炒　陳皮一錢　陳糯米一升

陳粳米一升炒　麥芽一錢　益火　雄猪肚一具　隔湯

煨爛搗

右藥共為細末，猪肚搗爛，和麥芽湯為丸，不拘時白滾湯服下

御寧甘金丹

芍藥　羌活　防風　白芷　川芎酒洗　前胡

半夏姜汁製　砂仁　厚朴姜汁炒　木香　紫蘇

蒼术米泔水浸炒　香附酒炒　薄荷以上各二錢　神曲炒

赤茯苓 藿香葉以上各半兩 只殼兩半 陳皮一兩
草菓仁一兩去皮膜炒 白荳蔻一兩 甘草一兩半
右藥共為細末再用神曲廿二兩炒研為末生薑三斤取自
然汁拌神曲粉為丸重一錢以硃砂為衣
專治男婦老幼中風中寒中暑中氣口眼喎邪牙關緊
閉不醒人事霍乱吐瀉腹痛轉筋內傷飲食胃口停痰
胸膈脹悶出外不服水土泄瀉瘴疫四時感冒傷寒頭痛
發熱遍身疼痛惡寒無汗傷風咳嗽山嵐瘴氣噯氣吞

第五本方

酸紅白痢疾婦人產後昏迷惡露未盡小兒急慢驚風

諸症俱用淡薑湯調服一丸重症連服二丸無不立愈惟

姙婦忌服

辛卯年九月病後腹脹脚氣浮腫甚至腰臂間江西省

城內丁君聞先生診定藥方連服數劑而愈

赤芍　豬苓　澤瀉　茅朮　木香　肉桂　半夏

大腹皮　白朮　神曲　砂仁　陳皮　香附

右藥用水煎不用引

五子

五子衍宗丸

此方服之添精益髓疏利腎氣不問下部虛實寒熱服之自能平和舊稱古今種子第一方也有人世服此方子孫蕃衍遂成村落之説　嘉靖丁亥年於廣信鄭中丞宅得之張神仙四世孫子及數人用服有殊驗

甘州枸杞子八兩　兔絲子八兩酒煮擣成餅　北五味子二兩研碎

覆盆子四兩酒洗去目淨　車前子二兩颺淨

五丈

比年五十六才

共為細末，標準分兩，煉蜜為丸，如梧桐子大。清晨臨臥用白滚湯或鹽湯送下，早九十九，晚五十九九，冬月溫酒服。

修合日：春取丙丁巳午，夏取戊己辰戌丑未，秋取壬癸亥子，冬取甲乙寅卯。忌師尼鰥寡之人及雞犬六畜。

接飛禽骨

以黑芝麻搗穀，患處扎空的飼，以黑芝麻即愈。

喂雞以黑芝麻極易肥

奪命丹 治遠年近日小腸疝氣偏墜搐痛及外腎腫硬日漸滋長陰間濕痒抓成瘡

五十八

菟絲子十六兩揀淨分作四製酒鹽湯醋童便各浸一分
澤瀉一兩酒浸一宿共爲細末酒糊丸梧桐子大
每服五十九丸空心鹽酒送下

陰濕瘡方

爐甘石二錢真蛤粉三錢共爲粉撲傳妙
又方用蛇床子酒浸炒白礬陳醬並水洗亦妙

五十九

治哮喘方

六味地黄丸加五味子一兩麥冬二兩名八仙長壽

丹極能奏功若加河車一具更妙

膿管瘡方

硫黃　白凡　白芷　防風　各一兩　用醃豬油一兩半

搗如泥擦兩跨一二次則愈

祛虱方

水銀　茶葉末　白棗肉　三味共搗爛藏衣帶中繫腰間二四日則盡逐祛矣

湯火方

第六十方

六十一

六十二

六十三

以石灰泡湯候澄清將紙掩去浮面上膜以蔴油對半和調敷

治大蔴瘋方

松香三斤同淨煮七次白色磨成粉不拘時服或用冰糖調丸亦可服完則禁忌葷酒色服藥後每日大便須于野外人踪不到之處恐聞穢氣沾染

六十の

截瘧方

巴豆淨肉研一下 班毛去頭足炙研一下 氷片研一下 黑棗肉一二手

右藥搗爛為丸如桐子大安在小膏藥中於臨期清晨貼敷印

第六十六方

六十八

堂上下午揭去印条　俟印上起泡听其自愈

孕婦忌藥歌

烏頭附子與天雄　牛黃巴豆並桃仁　芒硝大黃牡丹桂
牛膝藜芦茅茜根　槐角紅花與皂角　三稜莪木薏苡仁
乾漆蘭茹瞿麥穗　半夏南星通草同　乾姜大蒜馬刀荳
延胡常山麝莫聞　此是婦人胎前忌　常須記念在胸中

治跌打杖責不痛方

用蓑衣燒内瓦片　醋淬七次為末　乳香等　沒藥等

又九

又十八

蝦蟇一个端午日收用 焙為細末 好酒調服一二錢 或丸為彈子大 未打之先酒下一丸 任打不痛 以鹽解之

退管方

黄荊條所結之子 取炙燥為末 每服一錢 黑糖拌空心陳酒送服 凡治痔漏之管 能之管自退出方止

消管丸

苦參四兩 川連一兩酒炒 當歸 槐花 畢澄茄各一兩

五倍子一錢 各為細末 用烏歸鼈翼兩個 約重八九兩 柿餅

第六十九方

四兩以水共煮去鱉骨搗爛入藥末搗和為丸空心

每服三錢白湯送下其骨自出

推車散

當治多骨取推車虫炙研細末每五分入干姜末一分研極

細、用吹孔內其骨次日不痛自出吹過用參骨出即

肉生多骨也

七十

貼散瘰癧神效方

白膠香陰真香者同心學士室海螵蛸以上等分為

又十一

末擦患處外以小紙撚之一夜而退

治疔瘡要藥方

原射 下 硼石 二下 耳塞 半下 琥珀 二下 姜蛋 炒 半下

鐵銹 半下 丁香 下 水銀 下 指甲 二下 炒干

共為細末陳安佳能消能銅世傳丁瘡之要藥不可惡

又十二

消一切無名腫毒諸藥方

川玉金 二兩 上明凡 五兩 共為細末神曲打糊為丸桐

子大 飛硃砂為衣每日早服二三錢開水送下

第五十三方

治瘰癧方 並結核痰腦瘡等俱治

其以貝去心為竹瀝兩大碗浸竹更佳取生竹水浸一二日為度截作尺餘長兩頭去節用磚兩頭架起中用炭火炙之則竹瀝從兩頭流出以以貝入瀝浸之又取出陰干再浸以竹瀝盡為度研極細末每日食遠服淡姜湯服下四十日必愈潰者以濃茶蘿青細洗而必貼膏藥肌膚如舊並無疤痕

五十四

又方

又方

肥皂子仁去黑皮 夏枯草四兩 玄参四兩

共為細末蜜丸梧子大食遠服三錢至重者二劑必全愈

食栗子猪頭肉肝腸醋及一切發物

瘰癧潰爛

荊芥梗煎濃湯溫洗良久穿爛處紫黑以針刺去血再洗再洗三次次用樟腦雄黃等分為末麻油調掃上患處次日再洗再掃以愈為度即延至胸前腋下及兩肩四五年不愈者俱治其效如神愈後永戒羊肉

第五十六方

頭頸項結核或赤腫硬痛方

生山藥一條去皮蓖麻子仁二個同研貼極效愈

須戒食鱔魚

第五十七

菜油飲 治一切癰毒重症

陳久菜油三大杯一時飲盡並以菜油煎葱白至焦色趁熱旋塗患處止痛立愈

第五十八

臀子爛出方

鳳仙子 生甘草 茅芽 爲末麻油調敷即生肌

七十九

八十

脚氣外治方

白凡二兩 地漿水十大碗 新杉木數片 煎六七滚 用杉木桶盛之 新者更佳 一半浸脚 一半徐徐添入 上以衣被圍身 使畧有微汗 洗完隨飲薄粥 此一次未覺再洗二次 照前方更加硫黄三錢 無有不愈矣

神仙截法 治癰疽疔癤一切大毒

真麻油一斤 砂鍋内煎數十滚 傾出 對酒二碗 通口趁熱飲一碗 少頃再飲 急則一日飲盡 緩則分二日飲無

第八十一方

有不忿独去丸中毒药急饮麻油药毒即消其致如此

痘不起漿方

凡痘至七八日無漿者生捉大蝦蟇三个要肚皮红色者为佳用布包其身衣只留頭在外手持蝦蟇使其口與出痘者之口相对约一頓飯时蝦蟇放去再以第二个如前法连用三个則漿起滿足屢試屢驗

八十弍

治腦漏方

八十二

馬兜苓半钱 麻黄三钱 北五味三钱 甘草一钱
水二碗煎八分去渣入沙糖半杯調服自愈

八十四

治舌長數寸
番木鱉一個刮淨毛切片 川連四钱 水二碗煎〔音煎〕至一碗將舌
浸下即收

八十五

腦漏腦寒方
辛夷末一兩拌烟吃即愈
治瘡收口方

第八十六方

鼈甲陰陽瓦炙焙存性研極細末过篩敷壞患處數日即愈

男女久痔不痊翻花疼痛難忍

番木鱉一个水浸又文極粗碗底梅水磨汁調敷即愈

又方用象牙末子潮豆腐皮裁成小塊包成小包五个每包象牙末二分或四分清晨空心噙于口中飲梅豆腐漿一口送下一包連送五六包約半月服象牙末子六數七日後即愈不但止痛而且

八十七

自爛腐肉去管永不再發免用刀針吃苦頭節

受傷瘀血注痛

生大黄末姜汁調塗一夜黑色變紫二夜變白还帰本原

八十八

纏腰瘡方

腰生紅瘤兩边生紅筋圍至臍死陳京墨水磨濃和雄黄末塗之

八十九

惡瘡腫痛敷药方

單本方

九十

惡瘡腫痛叫號不眠人難别者獨蒜数顆搗爛

麻油拌和厚敷瘡口干又换敷毒消痛止無不神効

乳癰方

丸白　雄黄　松蘿茶 各錢

共研細末饒時服每用錢以豆腐皮包之吞下飲酒一盃

醉未成者一服即消已成者二三服愈

腹內生毒不可藥治者

皂角汁酒煎溫服一碗其膿血下從小便中出水煎亦可

九十二

角計不拘多少皆可

舌蕈生舌上出血不止即不救

用五棓子炙研錢烏梅去核炙錢糖[illegible]一下

共為研細末掺蕈上以小膏藥蓋之方能久留于舌上否則隨津液吐矣日日換之愈後乃止屢効

九十三

走馬牙疳

大棗二枚去核紅礬三厘包入棗肉外用泥裹炭火燒枯去泥將棗研末搽上即愈此方屢効送藥獲德不淺

第九十方

九十

血風瘡方

先以倉子老南瓜去皮煮爛布包搽去汁以穰厚敷三日收功　又方千年陳石灰研敷即止痛而奏神効

氣臌脹

雄精九錢射香三分生姜一斤取汁半碗先用姜汁五匙調藥徐徐服下其餘姜汁冲酒服完三日後腹鳴立消二服除根布裥緊肚日服猪肚隻大蒜四部十个淡裝紅棗一个目見立驗屢効忌動氣魚肉毒物及房事犯

九十八

反復難救

瘟疫方

大黄一兩酒蒸晒干　牙皂一兩　青黛一兩　紫蘇一兩

爲末水打糊丸菉豆大每服百丸冷菉豆湯下三服立愈

一治大頭瘟　姜蚕一兩　大黄四兩　姜黄　蟬衣各二錢

爲末姜汁和丸如彈子大蜜水調服立愈

九十九

噤口痢

沙糖　白蜜　萵蘿白汁　各一盞　飯上燉熱灌下立愈

第九十八方

或用田螺兩个搗入射香三分作餅貼臍上立愈

吞金方

羊脛骨燒灰研末一錢米飲下從大便出神效

悮吞鐵物栗炭兩塊將鐵追搗極碎沙糖為丸服之三錢立出

九十九

鯽魚仙方

治對口瘡一切白色陰毒初起活鯽魚乙尾生山藥一樣長一段用白洋糖一錢仝搗極爛敷上神效即去

更治瘰癧初起如神　婦人乳癰初起用胭糟仝搗敷上立散俱係親試百驗

接骨神方

骨斷粉碎者　五加皮四兩　雄雞一隻重六七兩黑者更妙去毛連骨皮血與加皮搗爛敷患處用布包好準貼一週時揭去切不可太過時間自完好神効無比再以五加皮煎酒並服盡量飲醉睡為妙

心痛方

第號方

號

巴豆一粒燒灰棗肉為丸服一小丸立止再用一大丸罨臍內立愈

臁瘡方

多年爛腿將白蘆甘石醋煅七次研極細蔴油調敷日換取愈親試百效腿瘡年久不愈礶口泥研末摻上立愈

治小兒赤遊風胎毒驗過此方是呂小菁先生傳

千脚泥刃曬干或烘加珍珠一二下同研細菜油調敷

腫处自愈 又方 赤遊同服末藥總過 以山甲炙
血餘煅 各等分為末每服少下 輕者一二下 黑糖拌白滚湯下
治胃脘中急痛 非勞即痰食
用鹽少許放刀尖頭上 炭火上燒紅 冷水一茶杯 將燒紅
刀鹽焠入碗和飲 或吐或不吐即愈
治濕毒臁瘡立效方
桐油二兩加川椒三十粒 熬焦為度 去椒不用 加入輕粉
二錢研細白蠟一兩收成膏 用綿紙攤成膏藥用

第百九方

强　状

苦參湯洗净瘡上用此膏貼之兩日一换三次愈

治濕熱腿瘡 浮藥不効久不愈者

甚菜油二兩蜜陀僧一兩仝熬百沸以黃厚粗紙剪為

小方浸於並油内以湎乾為度以油紙貼瘡上次日翻

过又貼數次即愈 験过

治諸骨哽喉立効方

用急性子二十粒即鳳仙花子白滾湯送下即愈

治乳節乳岩方 験过

用敗龜板煅存性每服一錢糖拌酒下即消

治赤白痢神効方

蘿卜連頭葉五月五日午时用燒酒硃砂雄黄噴于蘿卜上陰乾白痢用赤糖同煎一碗服赤痢用白蜜錢同煎即愈

難産方

生産二三日極難分娩服之神効屢試屢驗於淨室中紙書本府本縣姓名燈上燒灰調服即産神奇

牙蛀方

蛀

一治屢試屢驗

胎死腹中方

芒硝三錢 童便溫調服立下 有一婦孕五月子已
生四月死在腹中用此灌之即下矣 又治一中亦下此
方功效甚奇不可以平易忽視

楊梅神驗方

大黃 麻黃 黃芪 陳皮 蟬衣 各四兩 用猪油一斤
分作六塊酒六碗煮乾 六碗每日食肉一塊湯一碗分作六

張芬

日吃三天發汗三天長瘡三天灌膿三天結靨共十二

日全愈並無回毒屢驗只用一服不可以平易視之

又方 雄黃 麝香 杏仁三十五粒去皮尖 輕粉 手 共為末先以洗淨

瘡用雄豬胆汁調搽之三日即愈百發百中天下第一奇方

陰瘡腫大不消

硼砂 手 水研塗之大有奇効

癘風奇驗方

黃芪一兩 白朮一兩 生地 元參各一兩 甘菊 半

第墨方

跋

以上水煎服，一劑少止痛，二劑痛除，三劑全愈。加防風一兩更妙。

偏正頭風百藥不効一服便可第一神驗方

白芷二兩五錢　川芎炒　甘草炒　川烏頭各一兩，半生半熟

共爲末，每服二錢，細茶薄荷湯下。

破傷風神方

金班毛七厘，小兒用三厘　粳米炒過山引三厘

以上共爲末，黃酒冲服，即愈。大起死回生，不可忽視。

狡 狀 杖

小便不通腹脹欲死
蚓蚯五六条研爛投入涼水一碗攪勻澄清去泥滓飲
下即通此物大解热疫不知人事或死者服之立效
麻血灵驗方
用鴨蛋一个敲破頭入大黄三四分以紙封頭放飯鍋内
蒸熟食之即愈
月經久閉逆從口鼻出血先以好京墨濃磨一
盞服之其血立止次用當歸尾紅花各三錢水一盅半煎

第卅方

处

八分服　又方　韭菜搗汁一盞入童便半盞熱湯服即止

瘧疾外治方

胡椒　硫黄　各三厘　研末摻膏藥上貼背脊之正對肚

臍眼处過期即愈　又方　用明雄　製衣附子　真潮腦　各

等分爲細末于未發前一時以棉花少許包裹藥末

三時即愈重者塞二次必效

时疫狂走

用新抱出鷄子壳煎湯服即安驗亦奇方也

陰症腹痛欲死立刻見効方

枯凡 胡椒 火硝 黄丹 各一錢 丁香 廿个

共為細末陳醋調成團握在手心男左女右以白絹扎緊

手足一汗出而愈 又陰症方 露蜂房 一二錢 燒存

性和葱白五寸同研為丸着手中男左女右握于陰

口静卧汗出即愈

休息痢方

經年不愈者虎骨炙焦搗末米湯送服一錢一日

第五十四方

揩

三服　又方　哺退雞子殼研極細末每用一錢白湯下

噤口痢方

五谷虫于急流水洗淨瓦上焙干為末每一二匙米
湯或黃糖湯調下便能思食大有奇功如湯水
俱不能下則用蘿蔔切片蘸蜂蜜入口噙之以蘿
汁味淡又換之久則自然思食再進稀粥下矣

痢疾奇效方

不拘紅白久近皆治有患痢日夜不止越二十八夜不

狂

能睡勿驚待醒用此一服即安三服全愈

用萊菔取自然汁二盞老生薑汁半酒盞生蜂蜜

一酒盞細茶陳者佳濃煎一杯和勻服若無萊菔以

用子冷水浸過取汁亦可

醒迷至寶丹 治痰迷心竅癡呆顛狂不論新久 甚効如神

膽南星 生棗仁 遠志肉 茯神 紫胡各二錢

川貝母 半夏曲各二錢 生甘草 陳皮 廣木香

砂仁各錢

第叁文
排

共為末蜜丸梧子大硃砂一手為衣每清晨開水送下三四十丸

勞嗽方

大白蘿蔔一个挖空入白洋糖填滿扎緊取露水二三碗煮極爛露一夜燙溫空心服甚効

黃腫五疸神方

胆丸不拘多少入瓦罐內蓋定炭火煅至白色為末煮棗肉和丸如芡實大每服五丸日三服用黃酒送下忌食醋生冷發物若百蟲服之亦吐出神効

孩

痞積方

不拘何膏藥二張，以一張揭開，用白信石半分摻膏藥上，小兒只用三分，再用一張合粘，將背邊貼患處，以布束緊，數日痞化為水，治皮裹膜外，效尤速。如貼膏后腹中脹悶，乃痞將散，須服后藥：

枳殼錢　大腹皮鹽水洗錢　紫蘇梗錢　厚朴薑

青皮錢　蓬術錢　山查錢　赤芍藥錢　香附薑

砂仁半錢　廣木香一錢　水二盞，空心服，三劑全愈

第卅方

卅一

膈食反胃方

糯米粉以牛口涎拌和作小丸煮熟食之神効以水洗净老牛口角用塩塗之少頃涎自出盒后取

戒食牛肉　又法九痛膈食胸前生二小骨漸〻交合則不能食法用生鵝血乘熱飲之數次胸前二骨自化〻后戒食牛鵝二物

頭眩暈倒方

鮮白菓三個研碎空心開水冲服五重者不過五服老

[illegible]　[illegible]

少皆治老人更宜

水脹小便淋閉

大田螺四個大蒜五個車前子三錢研末共研成餅貼

臍中以布束縛則小便從小便出漸消縮身或食螺螄

救男婦尸厥

凡人奄奄死去脈動無氣氣閉不通名曰尸厥將葛

蒲屑納入鼻中再用肉桂屑放舌下或剃取本人

左角髮方寸燒灰研末過篩和熱酒灌之立氣

第卌四方

并以竹管吹其兩耳更妙

風濕癱瘓

治風癱腰腿手足疼痛不能起卧蒸療老楊樹虫蛀囊乾荊花連枝葉梗桑木柴先將房内土地掃淨長五天寬〻天許取上三物鋪勻加火燒之以地熱為度掃去灰燼乘熱噴黃酒于地上用乾稻草鋪上又噴酒于草上再用稻草蓋之將病人脱冬衣褲卧于草上以被蓋暖候出透汗緩〻去被審室避風

猎获

數日行走如舊

腰脚風痛不能踐地方

松毛搗如泥一斤酒三斤浸七日每飲一合日二服极

松毛松節能行血中之風治腰膝酸痛及中風口眼歪斜歷節痛風俱宜服之一方並用松節更妙

治腰閃作痛及手足傷損不出血俱有青紫

閃傷者先以葱白搗爛炒熱將痛处擦遍隨以生大黄研末姜汁調敷盡量飲好酒即三个月半年

第子丗九方

[illegible]

[illegible]

不寐安並皆神効

消渴病方

原蠶繭七枚並湯飲之亦效繅絲水飲一二碗更佳

二便脹閉不通方

連鬚葱一斤帶泥不洗生姜一大塊淡豆豉一撮食鹽一匙同搗作餅烘熱掩安臍上以布束定須臾自通否則再換一個必通

大便閉結方

卯　卯　卯

生蜜一大杯　元明粉一二錢　開水調服　立通不傷脾胃

小便閉塞方

木通　生地　滑石　車前子　甘草

灸等分　水煎服　即通

立止水瀉方

車前子　澤瀉各一錢　厚朴姜汁炒七分

共為細末　水調服

瀉洩初起神效方

第五〇二方

弱

陳細茶錢　柿餅五个焙干　生姜三錢　紅沙糖三錢

水二碗煎八分清早服

久瀉丸方　治一切久瀉諸藥無効服此一劑自止

黃丹水飛一兩　枯礬一兩　黃蠟一兩　用銅勺溶化投

入丹礬二味調勻　乘熱為丸黃豆大　每服六丸用溫開水送下

脾虛泄瀉及老人五更瀉方

老黃米炒三合　蓮子二兩去心　豬苓七錢　澤瀉炒錢

廣木香錢　白朮錢　白糖一兩　炮姜三錢

共爲細末和勻每服三錢空心白湯送下其効如神

五淋症方

極难見効惟用牛夕兩加乳香子水煎服連進

若服即愈如夢遺失精則不可服

小便不通尿血

紫菀爲末煎服立効

五香丸

此方仙傳秘於道藏録出行世善能消食消積

消痞消疫消食消滯消腫消痛消血消痢消
蠱消隔消脹消悶，藥料尋常，功效甚大，即度
迷心竅，等症俱治，每服七八分，或一錢，薑湯送下，
臨睡先一服，次早一服，有病化矣，神效無比也。
五靈脂一斤，香附子一斤，去毛，淨水浸一日，黑丑一兩，白丑一兩，
共研細末，以一半微火炒熟，以一半生用，和白醋糊
為丸如菜菔子大，此藥費小功大，還望同志者修合
濟人。道藏云：施送此丸，救人疾苦，行之三載，福壽

繇延名諠仙篇也此方傳世後每見妙合引送

藥到病除無不即愈

保安延壽丹專治一切瘟疫傳染

金銀花一兩生甘草一兩黑料豆一兩

黃土一兩于山上無足不處取之每日水煎三服如未病者

每早服一劑即免傳染此方出於道藏又名乾

一老人湯藥須平淡功驗如神惟孕婦忌服

治腫脹初起實症方

第[illegible]年方
呈

用大蝦蟆剖開去腸裝滿皮硝牛糞火炙脆
研末每日二錢開水送下　又方蝦蟆一尾約重
七八兩入黑瓦中松蘿茶二錢蒜男八瓣女七瓣
入蟆腹內將器蒸熟食之即消真仙方也

難產方

黃牛搗糞難產婦臍下立效如神

催生至寶活命神丹

此方堪重凡遇橫生倒逆諸般難產服之自有

神驗甚多不可盡述治帶可比

净益母葉一兩 金當歸七錢 川芎一兩 上党參一兩

敗龜板酒炙一兩 澤蘭五錢 真陈皮一兩 木通一兩

丹參一兩 四製香附五錢 真當门射香卅

右為極細末水法為丸如甜眼核大硃砂為衣貯磁瓶

內勿令泄氣每服一丸用陈皮木通湯下惟遇危篤

者可服二丸斷無不驗倘未備丸即減去丸分並

服亦可合丸之日直擇天德月德天恩月恩諸德

第五之方

[illegible]

天赦天醫等吉日當在極淨處謹避孝服婦人處

誠修合

男女黃疸方

金螺一个燒灰蜜丸如梧子大每服子加細茵

陳酒薑湯空心服此藥三七日即愈立効如神

經閉不通方

蕎麥粉大腸脂絞汁送爲小丸每服三子

又方久閉　二蚕沙一兩炒半黃色用無灰酒一斤半煮

琦琦

砂糖同煎滚澄去渣汁入碗燉熱之每溫飲數杯

自通

白帶白淫方

風化陳石灰一兩白茯苓三兩共為末糊丸梧子

大每服二三十丸空心米湯下同灰無害屢試屢驗

治陰症手足紫黑

用黑料豆三合炒熟加帶鬚葱白三大根好酒煎

服之功終身忌食黑臭

第[illegible]又方

疮

治赤白帶年久者方

炭象一个全用刷淨毛切塊好醋蘸湿慢火炙透

研末每服三錢空心米湯調服効　又治白帶方

馬齒莧搗汁一鍾雞蛋清調燙温服再一服効

小兒痢疾方

香菌半紅白糖各五錢煎湯服立愈

又外治方　土木鱉半个加丁香四粒射香下

研細唾津和丸如芡實大納一丸于臍中以膏藥貼之自愈

猴狀拜

大頭蝦蟇瘟 頭腮俱腫

靛花一錢 福建者佳 雞蛋清一个 燒酒一杯 調服神効

消瘰癧丸方

元參 蒸 牡蠣 醋煆 貝母 去心 蒸 各四兩

共研細末 煉蜜為丸 每服一錢

黃病方

針砂四兩 醋炒三次 乾 蒼朮四兩 米泔水浸洗炒

皂礬四兩 煆紅 六合曲四兩 廣木香半

第百十二方

共研細末紅棗為丸

後另張公天師華君神方　第百十三號止

臨產交骨不開方

若兒頭既已到門久而不下此交骨不開之故速用

柞木枝一兩　當歸一兩　川芎一兩　人參一兩　煎湯服

之少頃必然一聲響亮兒即生矣真至神至奇之方也

倘兒頭不下萬萬不可用柞木枝蓋此味專開交骨兒未

回頭而兒門先開亦死之道故必須兒頭到門而後可用

珍之

此方也此產前之法必當熟悉於胸中而後臨產不致倉皇

婦人白帶方

產前無白帶也否則難產之兆即牽而順生產後亦有血暈之事方用黑豆三合煎湯二碗先用一碗入白菓十丁紅棗廿个熟地一兩山萸肉四錢茯苓二錢澤瀉二錢丹皮一錢山藥四錢芡實四錢加水二碗煎服一劑止二劑永不白帶亦通治婦人之諸帶無不神効

頑癬之方

第三十四方

楝樹皮兩 白薇兩 輕粉三錢 水銀三錢 生甘草三錢 蝸牛三錢 大焙干有殼亦可用 杜大黃根兩 各爲細末先以荔枝殼亦碎其麝皮面後以此藥末用麻油調搽之三日即結靨而愈 此皆治肌膚之法可以爲式

坐板瘡方

輕粉三錢 蘿蔔子種三錢 冰片半分 杏仁去皮尖十四粒

研爲末以手擦之瘡口上一日即愈神效奇絕無以過也

鬚　肺

烏鬚方

熟地一兩 何首烏一兩 用生不用熟 用紅不用白 用圓不用長 黑芝麻一兩炒 萬年青二片 桑葉一兩 山藥一兩 白菓廿个 桔梗一錢 各為細末 不可經鐵器 為丸 每日早飯後服一錢 十日色鬚烏黑 乃余自立之方 治人親驗妙也

岐天師加花椒一錢 此方奇絶 筆君不畏洩天机耶

清肺益氣方 論脈燥耳

元參三錢 麥冬五錢 桔梗一錢 天門冬一錢 甘草一錢

第三見方

紫菀一錢　欵冬花一錢　貝母一錢　蘇子一錢　水煎服

方皆一派清平之品，而尚入肺金之妙劑也。久服胃氣不寒，而肺金得養，又何肺痿、肺癰之生哉？故人久咳不已，即當散服此方，萬勿惑於時師而用偏寒之藥也。

消痞塊方

白朮一兩　茯苓三兩　神曲二兩　地栗粉八兩　鱉甲一斤，醋炙　人參五錢　甘草一兩　白芍三兩　半夏一兩　白芥子一兩　蘿蔔子一兩　厚朴一兩　肉桂三錢　附子一錢　各為末

弦

蜜為丸每日臨睡送下錢即以美物壓之一料未有不全愈者此方有功神妙法用鱉甲為君則無堅不入尤妙用地栗粉佐鱉甲以攻邪又不耗散真氣其餘多品俱是健脾理正之藥則脾健而物自化尤妙用肉桂附子衝鋒突圍而進則鱉甲大軍相繼而入勇不可當又是仁者之師賊雖強橫自不敢抵敵望風而散

瘧痺方

柴胡錢 白芍錢 茯苓錢 陳皮[illegible]

第一百又方

半夏一钱　甘草一钱　連翹一钱　香附一钱　皮硝七分

屋上瓦葱乾者三分，生者用一钱，水煎服一剂効，二剂輕，三剂少愈，四剂全愈，神方也。

治瘧方　老瘧方　頑瘧方

華君曰：予尚有二方，治瘧之久而成老瘧者方用

白芍三钱　柴胡一钱　白芥子半钱　茯苓三钱

陳皮一钱　甘草一钱　丹皮一钱　天花粉八分　薏仁半钱

水煎服。此方妙在用芥子為君，薏米白芍為臣，柴胡花

將為佐使老痰無處可藏自然漸漸消化此方可用八剂老痰無不消去方名消渴消

又方治頑痰瘰塊而塞在咽喉者為頑痰留在胸膈而不化者為老痰也

方用

貝母一兩 甘草一兩 桔梗一兩 紫菀一兩 半夏一兩 茯苓一兩 白朮一兩 神曲一兩 白芥子一兩 水煎服

此方妙在貝母與半夏同用一燥一濕使痰無處藏避而又有白芥子以消塊桔梗紫菀以去邪甘草調停中央有

第丁年方

不奏功如響去手二方亦不可廢也火沸為度反加肉桂此火不溢水故也

毛孔攻毛出血不止方

如人足上忽毛孔標血如一線者流而不止即死急以米醋三升煮滚熱以兩足浸之即止血後用人參一兩當歸一兩以山甲山甲火炒為末煎參歸湯以山甲末調之而飲即不再發此症乃酒色不禁恣意縱慾所致世上人多有之方書不載今因陳子之問而立一奇方也

凡有皮毛中出血者，俱以此方救之，無不神效。齦中出血亦是腎虛，治法不同，用六味湯加骨碎補，煎飲之即愈。如齒上出血，亦以此方投治。蓋齦齒亦俱是腎經之位，而出血皆是腎火之外越也。六味湯滋其水，則火自息焰矣。骨碎補常能止竅，補腎中之漏者也，故加入相宜耳。又有七孔流血，名亦腎虛極也。用六味湯加麥冬三錢、五味子一錢、骨碎補一錢治之。如人舌出血如泉者，乃心火旺極，血不藏經也。當用六味地黃湯加槐花三錢，飲之立愈。

第又一方

[illegible]

[illegible]

人舌吐出不收方

乃陽火盛强之故，以冰片少許點之即收，後用黃連一錢、人參三錢、菖蒲錢、柴胡錢、白芍二錢，水盞煨二刻可也。

人舌縮入喉嚨不能語方

乃寒窒結于胸腹之故，急用附子錢、人參二錢、白朮錢、肉桂錢、乾薑錢，治之則舌自舒矣。

鼻大如拳疼痛方

此乃肺經之火熱壅於鼻而不得泄，法當清其肺中

猗

之邪去其鼻間之火可也方用
黄芩一钱　甘草一钱　桔梗七分　紫菀一钱　百部一钱
天門冬七分　麦冬一钱　蘇葉一钱　花粉一钱
水煎服四剂自消此方全在羣入肺經以去其火邪又何
壅腫之不消耶此竒痛而以常法治之無也
男子乳房忽然壅腫如婦人之狀扪之痛欲死方
經年經歲不效者乃陽明之毒氣結於乳房之間也然此
毒非瘡毒乃瘀毒也若瘡毒不能經久必然外潰今

第肆方

經年癱瘓為故非瘡毒而何法當消其瘡通其瘀

自然奏功如響矣方用

金銀花兩　蒲公英兩　天花粉五錢　白芥子三錢

附子錢　柴胡二錢　白芍三錢　通草二錢

木通錢　炒梔三錢　茯苓三錢　水茭根

此方藥有梔子芍藥之酸寒雖附子大熱亦解其性之烈矣又何疑於過熱哉

手足脫下而人不死方

此者傷寒之时口渴過飲凉水以救一時之渴殊知水停腹内不餓一时不消遂至四肢受病寒血不行久而手足先凋手指与足指隨落或脚指隨落之後又凋脚板久之連脚板一齊隨落矣若有傷寒口渴過飲凉水毒浸傷手足指出水者急用吾方可救指節脚板之隨落也方用

茯苓一兩　猪苓一兩　肉桂子　白术一兩

車前子半錢　水煎服一連十劑小便大利而手脚不

第夏又方

殭

出汗矣永無此患不必多服

手指甲盡行脫下不痛不癢方

此乃腎經大虛又於行房之後以涼水洗手遂成此病者

用六味湯加柴胡白芍骨碎補治之而愈

喉患大經絡癭絡瘤方

此症忽痛忽不痛外現五色之紋中按半空半實乃痰

病結成如瘤絡瘤如癭絡癭也方用

海藻一錢　半夏一錢　白芥子二錢　貝母一錢

驗

南星三錢 人參三錢 黃芩七錢 昆布錢
附子一錢 桔梗三錢 甘草錢 水煎服
此方乃消上焦之癭聖藥也。又有海藻昆布以去其癭
瘤之外，象消甚五色之奇效，妙在消癭而仍不損氣，
則胃氣健而癭易化也。一劑知，二劑消，三劑全消，四劑
永不再發。此方藥可治癭瘤神效。

有人糞門生蟲蟻奇癢等狀方
此人之勢進出而後快，此乃幼時為人雞姦乘風而入

第三九方

之以見此怪症也以蜜蒸成為勢一錢用蛇床子三錢生甘草錢楝樹根二錢共為細末同煉在蜜內導入糞門聽其自化一夜即止癢而氣神方也

腳肚之上長肉塊方

腳肚之上忽長肉塊如瘤非瘤如肉非肉按之痛欲死此乃脾經濕氣結成此塊而中又帶火不消故手不可按而痛欲死也法宜峻補脾氣而引消其濕為是然而外長怪狀若在肉一寸消之恐不易得當用內外

夾攻之法自然手到病除內服方

白朮兩 茯苓三錢 薏苡兩 芡實兩 澤瀉錢

肉桂五分 車前子三錢 人參三錢 牛膝二錢 萆薢三錢

白及三錢 陳皮三錢 白芥子三錢 半夏三錢 水煎服二劑

外用蚯蚓囊兩煅 水銀錢 斑蝥七分 硼砂一分

黃柏錢炒 兒茶三錢 射香七分

各為細末研至不見水銀為度將此藥末用醋調成膏敷

在患處一日全消矣神效之極也 此膏可治凡有塊

第[illegible]千方

必以此內外治之無不效應如响

脚溼痛方

脚痛之症最多而最難治蓋脚乃人身之下流必温之氣一把則停蓄不肯去復提其氣而必溼之氣始可散也今人動以五苓散治溼亦是正経然終不能上升而盡去其溼也予今立一方可以通治溼氣之侵脚者方用

人參一兩　白朮一兩　黃芪五　防風錢　肉桂錢

茯苓五錢　芡實五錢　陳皮五分　柴胡錢　白芍五錢

半夏一錢 水煎服

此方乃去濕之神劑防風用於黃芪之中已足提氣而去濕又助之柴胡之舒氣則氣更外洩氣外則水亦隨之而入於脾矣方中又有白朮芡實茯苓俱是去濕去水之聖藥有不奏功如響者乎況有濕病幸而得此方治之

産門外生瘡久不愈神方

黃柏一錢炒爲末 輕粉五分 兒茶一錢 冰片五分

射香一分　白薇二钱炒为末　蚯蚓粪二钱炒　铅粉一钱炒
乳香二钱去油　朝脑二钱　各为末　调匀　以药末掺
口上，二日即全愈，神效之极。兼可治各色之疮，无不神效。
此名化毒生肌散
又儿门内之痛，或痒则痛，吾言一方，俱可兼治，取
效甚神。方用：
当归丹　栀子二钱　白芍五钱　柴胡一钱　茯苓五钱
楝树根七分　水煎服

第八十二方

八十三方

此方之妙皆是平肝去湿之品無論有火無火有風無風有湿俱奏奇功有痰白芥子加一錢有火加黄芩一錢有寒加肉桂一錢餘不必加

頭面上生瘡方

金銀花一兩當歸一兩川芎五錢蒲公英三錢生甘草五錢桔梗三錢黄芩一錢水煎服一劑輕二劑全消不必三劑

身上手足之瘡疽神方

第三八四方

銀花一兩　當歸八錢　生甘草三錢　蒲公英一錢

牛蒡子二錢　芙蓉葉無葉冬時用梗一錢

天花粉二錢　水並煎一刻即消，二刻全愈，神方也

治藏毒痔漏方　屢試屢驗，不得加減

綿魚鰾山石蛤粉炒研　甘枸杞八兩酒炒　刺蒺藜八兩去刺炒

全當歸八兩酒炒　兔絲子八兩鹽水炒　棉杜仲八兩鹽水炒

共研細末，水泛丸，淡鹽水送服，兩料即可見功效

老人服不忌食物，而濕物少食

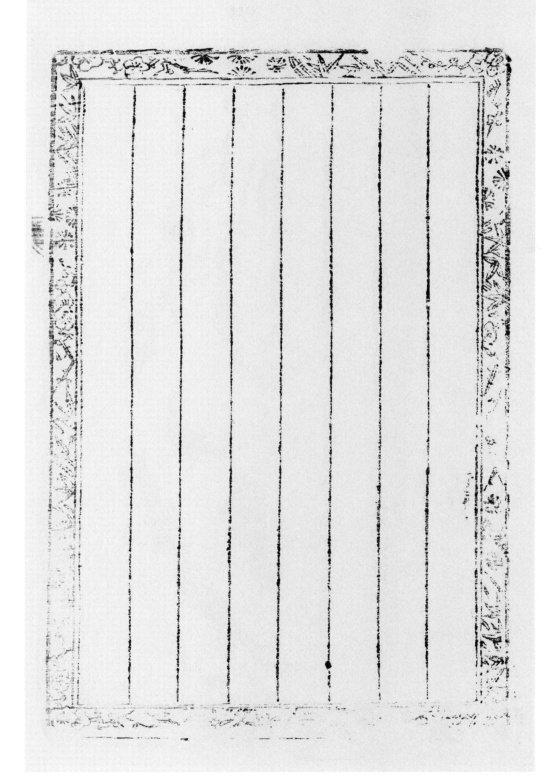

醫階

提要　王瑞

安徽博物院藏新安孤本珍本醫籍叢刊

第三輯

内容提要

《醫階》，不分卷，清末至民國方志學家、詩人、書法家、文物鑒賞家許承堯撰，是一部以摘録中醫醫論和臨證治療為主要内容、以學醫筆記為主要形式的著作。

一、作者與成書經歷

許承堯（一八七四至一九四六），字際唐，號疑庵，晚號芚叟，徽州歙縣唐模人。二十一歲中舉後，從汪宗沂治學。清光緒三十年（一九〇四）中進士，欽點翰林院庶吉士。次年返歙，創辦新安中學堂、紫陽師範學堂，任監督；又在唐模佐祖父創辦敬宗小學、端則女學，開徽州歙縣新教育之先河。並與同盟會志士陳去病及汪律本、黄賓虹等一起組織『黄社』，『遵梨洲（黄宗羲）之旨。取新學以明理，憂國家而為之』，以研究學问為名，開展『反清』活動。清光緒三十三年（一九〇七）秋入京，授翰林院編修，兼國史館協修。辛亥革命軍興，返歙，旋受皖督柏文蔚聘為籌建蕪屯鐵路總辦。民國二年（一九一三），受甘肅督軍張廣建之聘，先後任甘肅省秘書長、補甘涼道尹、代理蘭州道尹、調署省政務廳長。民國十年（一九二一）隨張返京。民國十二年（一九二三）再赴甘肅，任渭州道尹，翌年辭返北京閒居。次年南歸故鄉，仍關心國事。晚年掛名安徽省府顧問。承堯嗜好古玩，收藏名人字畫、舊版書逾萬。精鑒別，考古名家羅振玉自嘆弗如。在唐模修葺檀幹園，發起並修復西幹漸江墓；對於保護文物古跡，特別是保護歙縣太平橋做出了一定的貢獻；設立『檀幹書藏』，遺命子孫集體保管、不得分散，中華人民共和國成立後由博物館收藏。工隸書，善詩文，一生著作不輟。詩集印行的有《疑庵詩》四卷本、六卷本、十卷本、十四卷本及《疑庵遊黄山詩》。他倡議重修『歙縣志』並被公推為總纂，還編纂印行《西幹志》七卷，遺稿有《歙故》《疑庵文集》《裏乘》等。

許承堯雖非醫家，但對中醫有一定認識，其所纂《歙縣志·王漾酣傳》中稱其『鄉試兩次未遂，乃棄舉子業，研習經史子集，獨精於醫，聲名益著，遠近求醫者皆歸之，稱「新安王氏醫學」』。可見其對於王養涵（又字漾酣）十分敬佩，這在本書扉頁中以小字記有『王養涵兄所開醫書目』亦有所體現。

《醫階》原稿撰成於清光緒二十七年（一九〇一），未曾出版刊行。

二、版本

《醫階》現存稿本，系孤本，現藏於安徽博物院。全本共一冊，四眼綫裝，開本尺寸縱二十三點五厘米，橫十五點七厘米；青色版框，白口單青魚尾，四周單邊，版框尺寸縱十八點四厘米，橫十二點九厘米。正文半葉十行，大字每行約二十六字，小字雙行字數不定。封面除書名外，有『醫階』『豆園暑』『附醫鏡』『運氣指掌』字樣和『際唐』印章，尚記有『博覽其頤，徐規其通』等四十八字，即所謂『月漁約學醫之旨』。扉頁除有『見漁』印章外，还以大字記録了撰此書的原因，乃戊戌年從於胡君學醫，『隨手劄記』所得；小字記有『王養涵兄所開醫書目』字様及具體書名。

三、基本內容與構成

《醫階》主要內容為選摘歷代醫家如江涵暾、李士材、汪訒庵、朱丹溪、徐靈胎、喻嘉言等人的學術觀點，尤以江涵暾、李士材二人的醫論為多。主要包括外感內傷之辨、寒熱虛實之辨、真假陰陽證候、真假虛實證候、四診要點、五臟六腑生理，以及外感、血證、痢疾等部分疾病證治。所附『醫鏡』為江涵暾所著《筆花醫鏡》中的卷二『臟腑』部分完整內容、卷一『附方』，以及『虛勞論治』和『疫痢瘧腫論治』兩篇內容。其後散在記録了《醫宗金鑒·四診心法要訣》

中的五臟見證、病機十九條、六經正病。卷末附有『醫鏡』『運氣指掌』。所附『運氣指掌』為『月漁』所録，主要為五運六氣歌訣，考證其内容，當出自《醫述》所引『餘午亭醫話』。在正文上方有小字注釋，多為方藥組成、歌訣等。

四、引用文獻

《醫階》篇幅雖短小，但亦並非只重一家之言，除《筆花醫鏡》外，尚有引自李士材《醫宗必讀》、汪訒庵《本草備要》、徐靈胎《慎疾芻言》《醫學源流論》、喻嘉言《寓意草》之醫論，至於所謂引朱丹溪之語，當出自李士材《醫宗必讀》『藥性合四時論』中『獨不聞丹溪有雲：實火可瀉，芩連之屬；虚火可補，參芪之屬』。

五、學術特色

（一）博采衆説，彙集精華

《醫階》一書所引文獻不在少數，在學術上具有博采衆長的特點，尤其注重對明末以來知名醫家學術思想的摘録。如對於辨證用藥、隨證加減之法，以及咳嗽、血證、中暑、痢疾、婦人胎產、外科用藥、藥物劑型選擇、氣血大虧、鼓脹、虚勞、黄疸等内容，均采徐靈胎之説；而傷寒則納喻嘉言之説，格陰格陽分辨之法則又以汪訒庵之説為是。

但從全書總體而言，仍以摘抄江涵暾、李士材二人醫論為主。拋除所附『醫鏡』，僅正文部分就有大段篇幅為江氏學說內容，按照摘抄前後順序，主要為江氏《筆花醫鏡》中的『表裏虛實寒熱辨』『例論』『望舌色』『望聞問切論』，只是與原書前後順序有所不同而已，更遑論在其正文後所附的『醫鏡』直接為江涵暾所著《筆花醫鏡》中的卷二『臟腑』部分整卷、卷一『附方』，以及『虛勞論治』和『疫痢瘧腫論治』兩篇內容，足以見其對於江氏學說之尊敬。而對於李士材的醫論，《醫階》中的摘抄篇幅亦不遜色於江氏，包括李士材《醫宗必讀》之『疑似之症須辨論』『四大家論』『辨治大法論』『苦欲補瀉論』等。

（二）由淺及深，便於學習

本書作為一本學習劄記，其編寫內容構成由淺及深、由總至分，即先摘録中醫總體診治內容，包括如何區分外感內傷、寒熱真假、四診如何使用等，再摘録具體病證的治則治法、方藥，層層遞進，便於學習，雖是個人記録之作，仍具有供後來者學習參考的價值。

（三）治學認真，注解詳盡

許承堯作為一位公認的方志學家、詩人、書法家、文物鑒賞家，學習中醫顯然只是其一项業餘愛好，但他並未因此敷衍了事，而是認真摘録前賢醫論，做好注解和按語。其注解寫於正文上方，主要內容或為摘録醫論中方劑的組成，不便在正文中書寫，故而另注；或為某段醫論的簡單總結，翻閲時可令人一目了然；抑或是對於正文醫論的補充和心得。而按語則是作於《醫階》書末、『醫鏡』之前，以『承堯按』為開頭，主要討論暑證的鑒別和治療。以上種種，足見其嚴謹的治學態度，當令後學欽佩和學習。

安徽中醫藥大學　王　瑞

博覽其賾徐規其通周視于外洒權其中
瑣瑣一簣為山之功意得忘象躋神邁工
豁然青天纖塵不蒙以卜生死是曰倉公
月漁約學醫之旨書四十八字時庚子冬仲

運氣指掌

附醫鏡

醫階

豆園署

戊戌学醫以躐等不達近數日胡君星曉重
问其術教以漸進因字隨手札記本曰醫階誌
淺水　庚子閏月

持之以恒守之以約

王養涵兄所閒醫書目

东垣十书　丹溪心法　儒门事親　潮洄集　醫宗金鑑　名醫方論必读

醫統正脉大集四家书俱在其中　精编书不錄　素问注滑氏为精　瀕湖脉诀　本草从新

沈氏尊生书中有本草亦好　甚佳　勝医述　喻氏三书　此二種宜时时看

薛氏医案　寒温條辨　中西医学彙通　本草求真　雖佳而有過偏處

医通　景岳全书女科好

六科準繩

醫階

内傷、一曰气、气虛者四君子湯、若气実而滯者、宜香蘇散、平胃散、二曰血、血虛者四物湯、若血實而凝者、宜手拈散、三曰痰、痰輕者二陳湯、六君子、若頑痰膠固、变生怪症、或停飲膈間、宜滾痰丸、小半夏加茯苓湯之類、四曰鬱、凡喜怒憂思悲恐驚皆能致鬱、鬱之小者越鞠丸、逍遥散、若五鬱互結、腹膨腫満、二便不通、宜神佑丸、承气湯之類、此内傷之治也、

筆花醫鏡 江涵暾

外感、一曰風、真中風是也、非表治中之偶感風寒也、風有中腑、中臟、中経络、血脈之殊、中腑者与傷寒同、太陽用加味香蘇散、陽明用葛根湯、少陽用小柴胡湯、中臟者眩仆昏冒、痰聲如鋸、内有热風、寒風二種、热閉者先用搐鼻散、次以牛黄丸灌之、便结脹用三化湯、冷脫灼汗

珠頭搖、以附子理中湯急救之、或三生飲、中血脈者、口眼喎斜、半身不遂、大秦艽湯、加竹瀝薑汁勾藤、二曰寒、傷寒是也、寒在表、乃與風之中腑治同、寒入裏直中、用附子理中湯、法詳傷寒論、三曰暑、暑輕者但煩渴益元散足矣、暑重者、汗喘昏悶、消暑丸、灌之、寒包暑者、頭痛惡寒而煩渴、四味香薷飲、加荊芥秦艽、若暑天受濕、而霍亂、藿香正氣散主之、更有乾霍亂症、吐瀉不得、俗名攪腸痧、粥飲入口即危敗症也、陳香圓煎湯攻之、四曰濕、或受潮、或食濕、面黃身重、平胃散治之、若黃疸、目溺色黃、茵陳大黃湯、茵陳五苓散、茵陳薑附湯、若發腫、五苓散、五皮飲、若滲入筋絡、肩背臂痛、用秦艽天麻湯、蠲痺湯、五曰燥、此症惟秋冬時久晴有之、而吃鴉片者更易犯其症鼻乾、口渴、咽痛、舌燥、目赤、便祕、乾熱、不宜發表、宜用生地、天冬、麥冬、花粉、沙參、元參、歸身、梨、藕、蔗汁之類以潤之、六曰火、治法詳熱症中、更審其臟腑以投、之得矣。然中寒者○、暴痛○、中暑者○、猝悶○、中濕者○、痰塞○、中火者○、竅閉○、皆能猝然昏倒○、然中風而似中風、謂之類中、勿概作中風治、此外感之治也、

熱症有實火、有虛火、實火或因外感、或因內鬱、宜分臟腑治之、火之微者、黑山梔、石斛、地骨皮、青蒿、丹皮、連翹、麥冬、花粉、銀花、竹葉、燈心之屬、甚者加黃連、黃芩、或石膏、知母、極甚者用大黃、龍膽草、虛火之症、或陽虛外熱、口不渴、唇不紅、脈不數、宜四君補陽、若陰虛內熱、舌絳顴痛、目乾、口苦、便熱、宜四物、六味地黃補陰、

脹時減，復如故，病久稟弱

脹不減，病新而人稟厚

厥逆，或假渴而不消水

寒在表以惡風寒，宜蘇葉、霍梗、荊芥、防風、前胡、杏仁、生薑之屬以散其邪，甚以桂枝、麻黃、細辛。寒在裏以喜熱湯，宜製夏、藿香、蒼术、製朴、吳茱萸、焦穀芽、煨薑、砂仁之屬以暖其中，甚以附子、肉桂、乾薑。凡寒症唇舌必白，脈遲，便利，腹或冷痛，一投寒涼，入口立脫，慎之。

表　發熱、惡寒、鼻塞、咳嗽、頭痛、脈浮、舌無苔、口不渴

裏　潮熱、惡熱、口燥、舌黃、腹痛、便澀、脈沉

虛　氣短、體弱、多汗、驚悸、手按心腹、四肢畏冷、脈無力

實　病中無汗、狂躁不臥、腹脹拒按、脈有力

寒　唇舌俱白、口不渴、喜飲熱、鼻流清涕、小便清、大便溏、手足冷、脈遲

渴而消水

热、舌赤、目红、口渴、喜冷、烦躁、溺短、便秘、唇燥、舌乾、

初感風寒發热頭痛但用蘇梗钱半荆芥钱半防風钱半川芎钱半甘草钱 生薑二片 以散之頭痛甚加羌活钱六 如鼻塞或流清涕加半夏钱半茯苓陳皮钱半 如咳嗽加桔梗钱七杏仁三钱 前胡钱半之類一劑得汗而止热退即不必再服但避風寒忌油膩未得汗再劑乃止 俱同上

陰盛格陽往往面目红赤口舌裂破手揚足擲言語錯妄此似陽也陽盛格陰往往發厥厥則口鼻無氣手足逆冷此似陰也最為難辨症不足憑當参脉理脉又不足憑當取沈候假症之發現在表真症之隱伏在裏故沈候脉可據耳、更察稟之厚薄症之久新醫之誤否當益瞭然 李士材

格陰格陽之症當于小便分之便清者外雖燥热而中实寒便赤者外雖厥

浴而內实热再看口中之燥润及舌胎之淺深胎黄黑者为热宜白虎湯並不有舌黑屬寒者舌無芒刺口有津液也宜附子理中湯误投不治 汪訒菴

内傷发热時发時止外感发热〻甚無休

東垣辨内傷外感之法外感乃人（肝）迎脉大内傷乃气（脾）口脉大外感恶寒雖近烈火不除内傷恶寒得就温煖即解外感鼻气不利内傷口不知味外感頭痛常痛不休内傷頭痛時作時止外感手背热内傷手心热于内傷之中又分飲食傷为有餘治以枳朮丸勞倦傷为不足治以補中益气湯 李士材

东垣以扶脾補气为主气为陽主上升虚者多下陷故補气藥中加升麻柴胡升而举之以象春夏之升丹溪以補腎養血为急血为陰主下降虚者多上逆故補血藥中加黄栢知母斂而降之以象秋冬之降 李士材

陰虛內熱常在午後

塞因塞用者、若脾虛作脹、治以參朮、脾得補而脹自消也、通因通用者、若傷寒挾熱下利、或中有燥屎、用調胃承氣湯下之乃安、滯下不休、用芍藥湯通之而愈也、寒因熱用者、藥本寒而佐以熱、熱因寒用者、藥本熱而佐以寒、俾無拒格之患、所謂必先其所主、而伏其所因也、同上

實火可瀉、芩連之屬、虛火可補、參耆之屬、朱丹溪

真陰不足、脈數無力、虛火時炎、口燥唇焦、內熱便結、氣逆上衝、陰不足而陽勝

真陽不足、脈大無力、四肢倦怠、唇淡口和、肌冷便溏、飲食不化、陽不足而陰勝

病熱當察其源、實而瀉以苦寒、鹹寒、虛而治以甘寒酸寒、大虛而用甘溫、蓋甘溫能除大熱也、病寒當察其源、外寒而辛熱、辛溫以散之、中寒而甘溫以益之、大寒而辛熱以佐之也、李士材

背汗乃喘如。動腎。中。陽。汗。多。亡。之陽。亦出。

五藏者。藏精而不瀉者也。故有補無瀉者其常。受邪則瀉其邪。非瀉藏也。

六府者。傳導化物。邪客可攻。中病即已。毋過用也。

氣實宜清。宜降。氣虛宜溫。宜補。血虛則熱。補心肝脾腎。兼以清涼。血實則瘀。輕者消之。重者行之。更有因氣病及血者。先治其氣。因血病及氣者。先治其血。

病在表。毋攻裏。恐表邪內陷。病在裏。毋虛表。恐汗多亡陽。

虛病無速效。實病無緩治。

標本先後。其受病為本。見證為標。五虛為本。五邪為標。如腹脹因于濕者。其來必速。當利水除濕。則脹自止。是標急于本。先治其標。若因脾虛漸成脹滿。夜劇晝靜。當補脾陰。夜靜晝劇。當補胃陽。是本急于標。

左心小腸肝膽腎
右肺大腸脾胃命

先治其本、同上

淺醫采用古方遇暑倦輒用清暑益气湯而不知黄耆之悶遏热喘輒用生脈散而不知五味子之斂辛至暑热伏留纏綿床蓐而斃可哀也他如六味地黄湯及麻黄湯桂枝湯皆必須斟酌萬穩一誤乃不可挽 江涵暾

口鼻一呼吸脈来四五跳此是無病者平和气血調三至為遲候六至作數數遲以寒之象數乃热之標一二寒愈盛七八热更饒輕舉得皮面表邪脈故浮若是病在裏重取須沈求洪長徵实健細弱識虛柔弦遲并痰飲滑利又弦遒緊促气肉亂伏濇气凝留妊娠中止代失血中空芤（代中止 芤中空）祇此尚易見其他渺以幽 同上

舌者心之竅凡病俱現於舌能辨其色症自顯然舌尖主心舌中主脾胃

舌邊主肝膽，舌根主腎。假如津液如常，口不燥渴，雖或發熱，尚屬表症。若舌苔粗白，漸厚而膩，乃寒邪入胃，挾濁飲而欲化火也，此時已不辨滋味矣，宜用半夏、藿香；迨厚膩而轉黃色，邪已化火也，用半夏、黃芩；若熱甚失治，則變黑，胃火甚也，用石膏、半夏；或黑而燥裂，則去半夏而純用石膏、知母、麥冬、花粉之屬以潤之；至厚苔漸退而舌底紅色者，火灼水虧也，用生地、沙參、麥冬、石斛以養之。此表邪之傳裏者也。其有脾胃虛寒者，則舌白無苔而潤，甚者連脣口色俱痿白，此或泄瀉，或受濕，脾無火力，速宜黨參、焦朮、木香、茯苓、炙草、乾薑、大棗以振之；虛甚欲脫者，加附子、肉桂。若脾熱者，舌中苔黃而薄，宜黃芩；心熱者，舌尖必赤，甚者起芒刺，宜黃連、麥冬、竹捲心；肝熱者，舌邊赤或芒

舌黑潤澤若兼寒症亦是水來尅火宜附子理中若兼浮陽上越亦是水不藏火宜桂附八味

刺、宜柴胡、黑山梔、其舌中苔厚而黃者、胃微熱也、用石斛、知母、花粉、麥冬之類、若舌中苔厚而黑燥者、胃大熱也、必用石膏、知母為速、牙林唇口俱黑、者胃將蒸爛矣、非石膏三四兩、生大黃一兩、加糞金汁、人中黃、鮮生地汁、天冬麥冬汁、銀花露、大劑之投、不能救也、此惟時疫發癍、及傷寒症中多有之、余嘗治一病、先後用石膏至十四斤、而癍始透、病始退、此中全恃識力、再有舌黑而潤澤者、此係腎虛、宜六味地黃湯、若滿舌紅紫色而無苔者、此名絳舌、亦屬腎虛、宜生地、熟地、天冬、麥冬等、更有病後絳舌如鏡、發亮而光、或舌底嗌乾而不飲冷、此腎水虧極、宜大劑六味地黃湯投之、以救其津液、方不枯涸、

江涵暾

四診以望与問為要，聞不過審其音之低響以定虛實，嗽之聞爽以定升降，切不過辨其浮沉以定表裏，遲數以定寒熱，強弱以定虛實。惟細問情由乃先知病之來歷，細問近狀乃又知病之淺深，而望其部位之色，望其唇舌之色，望其大小便之色，病情已得八九矣，而再切其脈，合諸所問所望，果相符否，稍有疑義乃默里其故，兩兩相形，虛与實相形，寒与熱相形，表与裏相形，其中自有定斷。同上

傷寒之症、与春溫夏熱不同、溫熱症頭痛發熱、必不惡寒而口渴，若傷寒乃異是，其症由表而入裏，初起時邪在太陽膀胱經、乃頭痛、惡寒、發熱、脈浮、宜加味香蘇散、或桂枝湯、麻黃湯、柴葛解肌湯、繼傳陽明胃經、乃目痛、鼻乾、唇焦、不渴、宜葛根湯、再傳少陽膽經、乃目眩、耳聾、胸滿、脇痛

口苦、寒熱往來、頭汗、脈弦，宜小柴胡。此三陽傳經之表症也。失治則傳入三陰矣。其傳入太陰脾經者，則腹滿痛、下利、脈沈，宜大柴胡湯。其傳入少陰腎經者，口燥咽乾、痛、利清水、目不明，危矣，宜小承氣湯、大承氣湯。至傳入厥陰肝經者，小腹滿、舌捲、囊縮、厥逆，用大承氣湯，或有得生者。亦有不傳三陰而傳入太陰脾腑者，則口渴、溺赤，宜五苓散。傳入陽明胃腑者，則譫語、狂亂、燥渴、便閉、轉失氣、自汗、不得眠，宜白虎湯、調胃承氣湯。以上為傳經傷寒，因寒化火也。其有初起寒邪直中三陰者，其症腹冷痛、吐清沫、利清穀、踡臥、肢冷、囊縮、吐蚘、舌黑而潤、脈沉細，此寒症也。中太陰脾，理中湯；中少陰腎，四逆湯；中厥陰肝，白通加豬膽汁湯。急投勿緩。此係醫中第一要症也。同上

心欲輭急食鹹以輭之

肝苦急急食甘以緩之肝為將軍之官其性猛銳急則有摧折之意用甘草以緩之即寬解慰安之義○違其性曰苦遂其性曰欲

肝欲散急食辛以散之扶蘇條達木象也用川芎之辛以散之解其束縛以辛補之辛雖主散遂其所欲即名為補以酸瀉之如太過則制之毋使踰酸可以收芍藥之屬虛則補之陳皮生薑之屬

心苦緩急食酸以收之緩者和調之義心君本和熱邪干之則躁急故須芒硝之鹹寒除其邪熱緩其躁急也以鹹補之澤瀉導心氣以入腎以甘瀉之煩勞則虛而心熱參耆之甘溫益元氣而虛熱自退故名為瀉虛則補之心以下交于腎為補炒鹽之鹹以潤下使下交于腎既濟之道也按本藏第一條似有誤

脾苦濕急食苦以燥之脾為倉廩之官屬土喜燥濕則不能健運白朮之燥遂其性之所喜脾欲緩急食甘以緩之稼穡作甘甘生緩是其本性以甘補之脾喜健運氣旺則加人參是也以苦瀉之濕土主長夏之令溼熱太過則脾斯困矣急以黃連之苦瀉之虛則補之甘草益氣大棗益血俱甘入脾

肺苦氣上逆急食苦以泄之肺為華蓋之藏傅相之官藏魄主氣氣常則順變則逆逆則為患甚惚矣宜黃芩之苦以瀉泄之

肺欲收急食酸以收之（肺主上焦其政斂肅故喜收宜白芍藥之酸收）以辛瀉之（金受火制急食辛以瀉桑白皮是也）以酸補之（不斂則氣無管束肺失其職宜五味子補之酸味遂其收斂以清肅乎上焦）虛則補之（義見上句）

腎苦燥急食辛以潤之（腎為作強之官藏精為水藏主五液性本潤故惡燥宜知母之辛以潤之）腎欲堅急食苦以堅之（腎非堅無以稱作強之官四氣遇濕熱即軟遇寒冷即堅五味得鹹即軟得苦即堅故宜黃柏之苦）以苦補之（堅即補也宜地黃之微苦）虛則補之（藏精之藏苦固能堅然非益精者無以為補宜地黃山茱萸）

本藏所惡為瀉所喜為補

苦直行而泄辛橫行而散酸束而收斂鹹止而軟堅甘行上行下土位居中而兼五行也淡味五藏無歸專入太陽而利小便

善用藥者不廢準繩亦不囿準繩設熱應寒療投寒而熱增寒應熱治進熱而寒益此喜攻增氣之害也治寒有法當益心陽治熱有权

足厥陰肝足少陽膽

手少陰心手太陽小腸手厥陰心包

直溯醫之此求本化源之物也益心之陽寒亦通行強腎之陰热之猶可此
變化通神之法也 以上李士材
肝屬木膽与肝相表裏肝病之色青木聲角牙音肝病有餘多呼號
怒罵肝有火邪之口酸淚為肝液肝病多淚感風多淚肝主筋肝藏魂
呼吸為魂
目為肝竅眉為肝之榮爪為肝之餘怒色之傷肝嘔气逆肝脈弦
而長左關以候肝風搖屬肝木腎為肝母心為肝子金克木木克土木气
羶 羶气出羊肉凡病发羶气是肝邪下放此
心屬火心与小腸相表裏心火之色赤火音徵舌音心火為邪多戲並嘻笑心
有火邪之口苦小耶汗為心液心虛之自汗脾虛之溢汗心主脈心藏神舌為心之苗
髮為心之榮血之餘色憂之傷心包而气鬱心脈洪而鉤左寸以候心

足太陰脾 足陽明胃
胃氣寒則口淡無味
手太陰肺 手陽明大腸

暑溼屬君火肝為心母脾為心子水克火火克金火氣焦
脾屬土脾與胃相表裏脾病則色黃土音宮（喉音）脾胃有餘邪多言譫
含胡脾有熱邪則口甜涎為脾液脾土壅滯多痰涎脾主肉脾藏意
口為脾竅脣為脾之榮憂思則傷脾而氣滯脾脈大而緩右關以候脾
濕溼屬脾土心為脾母肺為脾子木克土土克水土香（氣香能醒脾）
肺屬金肺與大腸相表裏肺病則色白金音商（齒音）肺邪有餘多悲哀
啼哭肺有火邪則口辣涕為肺液肺為寒閉則多涕（膽熱亦多涕）肺主皮毛
肺藏魄（視聽為魄）鼻為肺竅毛為肺之榮哀憂則傷肺而氣短肺脈毛而
濇右寸以候肺燥溼屬金合脾為肺母腎為肺子火克金金克木金氣
腥（腥氣如豬肉）

足少陰腎足太
陽膀胱
手少陽三焦

腎屬水，腎與膀胱相表裏。腎病，其色黑，其音羽，腎水為邪，邪多細語
呻吟。腎有熱邪，其口鹹，溺為腎液，津為腎液之精。脊寒，其溺清長，熱，其
溺短數。腎主骨，腎藏精，耳為腎竅，前後二陰亦腎竅，髮為腎之榮，
齒為腎之餘。恐過則傷腎，而氣下。腎脈沉，而右左尺以候腎，右尺以候命
門。寒氣屬水，溼火氣屬相火。肺為腎母，肝為腎子，土克水，水克火，水氣
腐。集內經、難經義

五藏為陰，六腑為陽。

所謂淺近者，如傷風，以防風、荊芥；感寒，以蘇葉、葱頭；咳嗽，以蘇子、杏仁；
傷食，以山查、神曲；傷暑，以香薷、廣藿；瘧疾，以柴胡湯加減；痢疾，以黃
芩湯加減；婦人以四物湯加減；小兒以異功散加減。此千古定法，不能易也。若

風外感生痰、先驅其風、继清痰火、而後調其氣血、則經脉可以漸通 同下

危疑大症、而尤當愈必博考群方、深明經絡、实指此病何名、古人以何方主治、而隨症加減。 徐靈胎

辨症用藥之法、凡有人風寒痰食合而成病、必審其風居幾分、寒居幾分、痰食居幾分、而藥亦隨其邪之多寡以為增減、或一方不能兼治、則先治其最急者、所以無一味虛設之藥、無一分不斟酌之分兩也。 同上

中風、北人多屬寒、宜散寒、南人多屬火、宜清火而祛風消痰、而南北書同、古方自仲景侯氏黑散、風引湯而外、則續命湯為主方、續命湯共有數首、不外驅風、其隨症加減、皆有精義、從未有純用溫投滋補、不放風寒痰火一毫外出者。○地黃引子乃治少陰氣厥不至、舌瘖足痿、名曰痱症、乃純虛無邪、有似中風、與風寒痰火之中風正相反。 同上

咳嗽由于風寒入肺肺為嬌藏一味誤投即能受害若用熟地麥冬萸
肉五味等滋膩酸斂之品補住外邪必至咯血失音喉癬喘急漸成癆
症。或云五味乃仲景治嗽必用之藥不知古用五味必合乾姜一散一收以治
寒嗽之症非治風火之嗽也況加地麥乎禍尤烈又嗽藥多用桔梗桔
梗升提甘桔湯用之以載甘草上行治少陰之喉痛與治嗽宜清降
之法非宜服者往往氣逆痰升不得著枕　同上
血症因傷風咳嗽而起者十之七八因虛勞傷損而起者十之二三醫者
概以熟地人參麥冬五味等將風火痰瘀俱收拾肺管為害甚烈。
蓋吐血而嗽者當清肺降氣略進補陰之品其不嗽者乃喉中之絡破
故血從絡出不必服藥其甚者祗取補絡之藥以填損處　同上

暑乃天之热毒之病，其症脉微而气烦渴燥热，甚至手足反冷。若其人汗出不止，用人参白虎汤主之。次或身热、腹痛胀满、呕吐泻痢、厥冷，乃名热霍乱，人参断不可用，当用香薷饮、藿香正气散主之。此治暑之法。○寒霍乱乃寒邪入阴，用理中汤、大顺散（肉桂 乾姜），与暑热之霍乱绝不相关。夏月伤冷饮者之，误治必死。同上

痢有数种，误治乃生死立判。凡脾气不运，饮食不化，昼夜无度，若红白积者，此为脾泻，其方不一，当随症施治。若伤寒传入阴经，下利清谷，脉微厥冷（手足冷谓之厥之甚逆也），此为纯阴之危症，非参附乾姜不治，患此者绝少。若夏秋之月，暑邪入脏腑，脓血无度，此名滞下，全属暑热之毒蒸肠烂胃，与阴寒之痢判若水火。仲景以黄芩汤为主，而因症加减，此千古不易之法。今乃以

暑毒熱痢俱用附桂姜葺慘死甚多。同上

更有用六味湯及參耆甘補藥於久痢虛之之人或有倖中若邪氣未清必成痼疾同上

六淫不但暑燥火屬熱即風寒濕亦變為熱經云熱病者皆傷寒之類也又云人之傷于寒也則為病熱故外感總以散熱為治惟直中陰經之寒邪必現脉緊便青畏寒踡臥不喜飲舌無胎種種寒象當用溫散此千不得一者也何近日之醫舉天下寒熱雜感病勢稍重者即指為陰症用參附姜桂脂攻而熱愈甚乃用熟地麥冬等竟忘補陰配陽之法竟忘其為外感矣要知陰症發熱之理間有寒極似陽而外現熱之症者其內症必現種種寒象然亦當驅散其寒如麻黃附子細辛湯之類亦並無補寒之法也或以房勞後得外感為陰症更謬夫邪果入陰經即無房勞

故亦屬陰症也，邪不入陰經也，自有本症治法，與陰何干？若云外邪乘虛入腎也，尤當急驅腎中之邪，豈可留邪爍腎。同上

婦人懷孕，胞中一點真陽日吸母血以養，（血屬陰）故陽日旺而陰日衰。凡半產滑胎，皆火盛陰衰，不能全其形体故也。近人有胎前宜涼之說，頗爲近理。至產後則陰血盡脫，孤陽獨立，藏腑如焚，經脉如沸。仲景方以養血消瘀爲主，而石羔竹茹亦不禁用，余每遵之，無不立效。乃有人造爲產後宜溫之邪說，以姜桂爲主藥。夫果陰陽俱脫，脉遲畏寒，血水淋漓，面青舌白，薑桂亦有用時。乃血乾火燥，純現熱症，亦用熱藥，經枯脉絕，頃刻而斃。更有惡露未淨，身熱氣塞，煩燥不寐，以煩腹痛，皆由敗血爲患，亦用薑桂助其火而堅其瘀，重則即死，輕變褥勞。○又胎產業中不用

生地用熟地亦失用藥之理。同上

小兒之疾，熱與痰二端而已。蓋純陽之体，日抱懷中，衣服加煖，襁褓皆用火烘，內外俱熱，熱則生風，風火相煽，乳食不歇，必生痰，痰因火煉，堅如膠漆，新乳日增，新痰又結，更強之食乳以止其啼，似此胸高氣塞，目瞪手搐，即指為驚風，其實非驚，乃飽脹欲死，而醫者非用剛燥之藥，即用參蓍滋補，至痰結氣凝，無可救療，余見極多。救之適寒溫，停乳食，以清米飲養其胃氣，而用消痰順氣之藥調之，能聽從者十愈八九。同上

痘症，其始欲透發，其後欲漿滿，皆賴精血為之，切忌大黃石膏以遏其生機，敗其元氣，尤忌蜈蝎毒物。同上

外科始起，最重圍藥，繼以護心托毒，治其內，化腐提膿，治其外，切

忌妄用刀針、最須忌口、一切鮮毒皆不可犯、以毒攻毒之說最妄、
補藥多煎散藥少煎、服散藥必煖覆令汗出使邪易解、古方一劑必分三
服一日服三次並有夜亦服三次者、蓋藥味入口即行于經絡驅邪養正性過
即已豈容間斷 同上
人中黃、人中白、河車、臍帶、腥穢 倘 蚌肉、大寒傷胃 蚓、大毒大寒服者多死 蜈蝎、蟾螬、即桑虫 胡蜂、皆極
毒用者多死 石決明、眼科末藥 白螺殼、收澀滲藥 燕窠、海參、淡菜、鹿筋、魚肚、鹿尾、皆食品入藥腥臭 醋
炒半夏、醋煅赭石、麻油炒半夏、皆能傷肺令人聲啞而死 橘白、橘內筋、荷葉邊、枇杷
核、查核、扁豆殼、皆方書所棄者 以上皆不宜入煎劑藥、同上
身半以上之病近熱、以下近寒、但不可泥、
病深發喘呃逆、即有陽越之虞、危在頃刻、必用參附及重鎮藥以墜安之

治之气虚弱人用升提发散药最须防此陰气不患其升而患其竭之乃乾枯燥烈廉泉玉英毫無滋潤　同上

如脱血之人形如死狀危在頃刻而六脉有根乃不死此宜从脉不从症也如痰厥之人六脉或促或绝痰降乃愈此宜从症不从脉也陰虛咳嗽飲食起居如常而六脉细数久乃必死此宜从脉噎膈反胃脉如常人久乃胃绝而脉骤变此宜从症此類甚多皆有一定之理又如肺病忌脉数火刑金也餘可類推不外五行生剋　同上

臌可治膈不可治臌实而膈虚臌因腸胃衰弱不能運化或痰或血或气或食凝结于中以致臌脝脹滿法當先下结聚再養中气以腸胃漸能尅化矣惟臟气已绝臂细臍凸手心及背平滿青筋繞腹種種惡症齊現乃

不治。膈乃肝火犯胃，木來侮土，謂之賊邪。胃脘枯槁，不復用矣，惟留一線細竅，又及為痰涎瘀血閉塞，飲食不下，即強納亦吐出，所以得此症者，少納穀，不出一年死；全不納穀，不出半年死。春得病死于秋，秋得病死于春，蓋金木相尅之時也。又有卒然嘔吐，或嘔吐而時止時發，又或年當少壯，是名反胃，非膈也，亦可治。

假寒者，雖大寒惡熱飲，熱在內也；假熱者，雖大熱惡寒飲，寒在內也。假實者，形實而神衰，其脈浮洪芤散也；假虛者，形衰而神全，其脈靜小堅實也。怯弱而傷寒、傷食，此人虛而症實也；強壯而失血、勞倦，此人實而症虛也。同上

病同因別。如同一身熱也，其因則有風、有寒、有痰、有食、有陰虛火升、有鬱怒、憂思、勞怯、蟲疰，熱同而所以致熱者不同，則藥亦迥異。凡病仿此。病又非止一症，必有兼症。如身熱而腹痛，則腹又為一症，而腹痛之因又復不同，有與身熱合者，有

感寒身熱腹痛亦因寒是也有乃身熱無別者亦身熱而寒其腹痛又為傷
食是也又必審其食為何食以為何藥消之所謂藥必切中病源者以此凡兼症仿此
經云奪血者無汗奪汗者無血血屬陰是汗多乃亡陰也故止汗之法必用
涼心斂肺之藥心主血又汗為心液故當清心火肺主毛皮又當斂肺此正治也
惟汗出太甚則陰氣上竭而腎中龍雷之火隨而上若以寒涼折之其
火愈熾惟用大劑參附佐以鹹降之品如童便牡蠣之類冷飲一碗直
達下焦引其真陽下降則龍雷之火反位而汗隨止此與亡陰之汗懸絕治
陽氣未動以陰藥治陽氣既動以陽藥而龍骨牡蠣黃芪五味收澀之
藥則兩方皆可隨宜用之亡陰之汗身畏熱手足溫肌熱汗亦熱而味鹹口
渴喜涼飲氣粗脈洪實亡陽之汗身反惡寒手足冷肌涼汗亦冷而味淡

亡陽汗與溫病戰汗又以脉別之，戰汗之脉雖細而和緩也，且亡陽汗必汗多而股見

厥粘、口不渴、而喜熱飲、气微、脉浮數而空、此其驗也、尋常正汗熱汗邪汗自不在此例　同上

病气入臟腑者、病與人俱盡者為多、病在經絡骨脉者、病與人俱存者為多。同上

鬼神猶風寒暑溼之邪、而衛气虚者受寒、營气虚者受熱、神气虚者受鬼、治鬼者充其神而已。同上

世醫以房勞遺精後感風寒而發熱者為陰症、孰是夾陰症者寒邪中於三陰經也、房後感風豈皆中腎、即中腎亦只散少陰之風寒、如傷寒論中、少陰發熱、仍用麻黃細辛發表而已、豈有辛熱溫補之法、若用溫補、以補其風寒於腎中矣、况陰虛之人而感風寒、亦必由太陽入、仍屬陽邪、其熱必甚、兼以燥悶煩渴、尤宜清熱散邪、若直中三陰、必斷無壯熱之理

必有惡寒倦臥厥冷喜熱等症，方可溫散，亦當補法。○凡治病須觀目前現症現脈，如六脉沉遲，表裏皆惡寒，的係三陰寒證，雖少壯絕慾，亦以陰治；如所現脈證的係陽邪，發熱煩渴，並無三陰之症，即使体虛房勞，亦以陽治。如傷寒論中陽明大熱之證，宜用葛根白虎等方者，瞬息之間轉入三陰，即改用溫；若陰症轉陽，即用涼散，此定法也。同上

凡傷寒病初起發熱，煎熬津液，鼻乾口渴便秘，漸至發厥者，此為熱厥。若陽症忽變陰厥者，從古至今無一也。陰厥得之陰症，一起便直中陰經，唇清面白，遍体冷汗，便利不渴，身踡多睡，醒則人事了了，與傷寒傳經之熱邪轉入轉深，人事昏惑者，萬萬不同。喻嘉言

吐血不死，而咳而吐血者必死。蓋亡血後陰虛內熱，筋骨疼痛，皆可服藥而痊，惟

日嗽夜嗽，痰壅气升，血止而病仍在，饮食渐减，三年必死。以肺为肾母，病以子病，元气受病傷，又肺为华盖，五藏不能取精也。徐靈胎

半产由虚滑者十之一二，由内热者十之八九，盖血所以不足，由内热火盛，阳旺而阴亏也。故古法养胎，以黄芩为主，又血之生由于脾胃，故又以白术佐之。世专以参芪补气，熟地滞胃，气旺火壅，胃湿不运，而生化之源衰，血益少矣。同上

临产切忌用力，早产后切忌动作，举手上头。大脱血后，冲任空虚，经脉娇脆，用力稍重，冲脉断裂，气冒血崩，死在顷刻。

黄疸之症，重者胁中有囊，非寻常经方可愈。痰饮亦然。外此如吐血久痞诸候，得药之益者少，受药误者甚多。徐氏

辨暑症

经曰：气虚身热，得之伤暑。脉盛身寒，得之伤寒。先夏至日为病暑

暑入心包必神昏而目定舌縮也暑動肝風必肢搐也小兒則肢搐者多大人暑入心包症先為神昏而肝風繼之也治暑以清涼透邪治入心包以芳香開裏竅治肝風以平肝熄風然此兩症多見於夏過暑也

暑當与汗皆出勿止　因于暑汗煩則喘渴靜則多言

暑有八證脉虛自汗身熱背寒面垢煩滿手足微冷体重

陽暑之症頭痛煩熱大渴大汗脉浮氣喘或無氣以動者症此以

暑月受熱故名陽暑治宜清之氣虛治宜補之

前之按辨暑之症以內經暑傷氣三字為宗旨脉虛者氣傷而

不足以鼓動也自汗者氣傷衛不固加以暑熱之薰蒸也身熱者暑

屬陽邪也背寒手足微冷者氣不足以達也喘或無氣以動者皆氣

虛也煩渴者熱灼也靜則多言暑喜犯心包漸逼宮城神明亂

也体重者氣虛不足以動也若挾濕則濕重濁之所見也治夏至

日者言其時也若為表寒所束必見頭痛兼濕則必見吐瀉也

七福飲 治心血虛驚悸 人參 熟地三錢 當歸 棗仁 炒白朮二錢 炙草一錢 遠志五分

秘旨安神丸 治驚悸神魂失守 人參 棗仁 茯神 製半夏二錢 當歸 炒白芍 橘紅五分 五味十粒 炙草五分 生薑三片

歸脾湯 養血安神 人參 白朮 當歸 白芍 棗仁五錢 黃耆錢半 遠志七分 炙草五分 元眼肉五粒

安神定志丸 治心惕不臥 茯苓 茯神 人參 遠志一兩 石菖蒲 龍齒五錢 蜜丸辰砂衣 每服二錢

十補丸 治氣血大虧 黃耆 白朮 萸肉 杜仲 續斷 棗仁一兩 熟地三兩 人參 當歸 白芍 遠志一兩 茯苓 山藥五錢 五味 龍骨 牡蠣二錢

洋參麥冬湯 治心怔虛熱而痛 洋參 麥冬 當歸三錢 生地三錢 白芍 丹參錢半 石斛五錢 犀角 甘草五分

心部 手少陰屬臟

心體屬火，位南方，色現赤，胸下歧骨陷處，其部位也。凡竅上、手足心，皆其所轄。以血以養之，方能運慧思、用才智。

心無表症，皆屬于裏。

心之虛，血不足也，脈左寸必弱。其症為驚悸、為不得臥、為健忘、為虛痛、為怔忡、為遺精。

驚悸者，惕惕然恐，神失守也，七福飲、秘旨安神丸主之。 不得臥者，思慮太過，神不藏也，歸脾湯、安神定志丸主之。 健忘者，心腎不交，神明不充也，歸脾湯、安神定志丸、十補丸主之。虛痛者，似饑似飢，以手撫心，喜得手按，洋參麥冬湯主之。 怔忡者，氣自下逆，心悸不安，歸

清心丸 清心火止夢泄、生地四兩 丹參二兩 黃柏五錢 牡蠣 山藥炒 棗仁 茯苓 茯神 麥冬五兩 五味 車前 遠志一兩 金櫻膏丸 每服三錢

沉香降氣散 治氣滯心痛 沉香三錢 砂仁七錢 炙草五錢 鹽水炒香附五兩 酒炒元胡索一兩 煨川楝子一兩 每服二錢 淡薑下

手拈散 治血滯心腹痛 醋炒元胡索 醋炒五靈脂 草菓 沒藥 等分 每服三錢 熱酒下

小半夏加茯苓湯 治膈間停飲 薑炒半夏 白茯苓三錢 炙草一錢 生薑三片 加蒼朮更效

清膈蠲痰湯 治痰壅心胸 製膽星一錢 白芥子二錢 海石三錢 陳皮 木通 川貝 各一錢

化虫丸 治虫積心腹痛 蕪荑 白雷丸 各五錢 檳榔五錢 雄黃五錢 木香 白朮 陳皮 各三錢 炒神曲四錢 百部二兩 熬膏糊丸 每服十五丸 米飲下

脾湯主之、遺精者、或有夢、或無夢、夢心腎不固也、清心丸十補丸主之、

心之實、邪入之也、心不受邪、其受者胞絡耳、脈左寸必弦而大、其症為氣滯、為血痛、為停飲、為痰迷、為暑閉、為虫嚙、

氣滯者、或食脹、或怒冲、煩悶而痛、沉香降氣散主之、血痛者、血凝于中、痛有定處、轉側若刀針刺、手拈散主之、停飲者、乾嘔吐涎、痛作有聲、半夏加茯苓湯主之、如有飲囊、以加蒼朮名倒倉法、痰迷者、痰壅閉不省人、以清膈蠲痰湯主之、暑閉者、汗喘昏悶、先以清暑丸灌之、再用香薷飲加益元散、虫嚙者、飢時作痛、面白唇紅、化虫丸主之、

心之寒、脈左寸必遲、其症為暴痛、

薑附湯治寒厥心痛、又真心痛、手足青至節、直用本方大劑飲之、或救十中之一二、痛而喜按者、更加人參。乾薑、熟附子各三錢。

導赤散治熱閉小便不通。麥冬三錢、木通二錢、生地三錢、甘草梢四分、竹葉十片、車前、赤茯苓各錢五。

瀉心丸治心火。以連五錢為末、燈草湯下。

生鐵落飲治心熱癲癇。天冬、麥冬、貝三錢、膽星、橘紅各一錢、遠志、石菖蒲、連翹、茯苓、茯神各二錢、元參、鈎藤、丹參各錢五、辰砂三分、用生鐵落煎熬三炷線香、取此水煎服。

暴痛者、肢冷氣冷、絲絲不休、薑附湯加肉桂主之、

心之熱、火迫之也、脈左寸必數、舌尖赤、其症為目痛、為重舌木舌、為煩躁、為不得臥、為癲狂、為譫語、為赤濁、為尿血

目痛者、赤腫羞明、導赤散加連翹菊花蟬蛻主之、重舌木舌者、瀉心丸主之、煩燥者、瀉心丸加竹捲心主之、不得臥者、暑熱乘心也、導赤散加益元散主之、癲狂者、棄衣罵詈、生鐵落飲主之、譫語者、邪熱攻心也、瀉心丸主之、赤濁者、草薢分清飲加燈心丹參主之、尿血者、阿膠散主之

肝部 足厥陰屬臟

肝與膽相附、東方木也、其性剛、賴血以養、自兩脇以下及少腹陰囊之地皆

萆薢分清飲治心移热膀胱而为赤濁者并治諸淋　川萆薢ト二　炒黄柏　石菖蒲伍　茯苓　白术ト一　蓮子心七分　丹参　車前五ト

阿膠散治脉血　阿膠ト一　丹参　生地ト二　黑山梔　血餘　丹皮　麦冬　當歸

逍遥散治肝経血虚木鬱　柴胡　甘草　茯苓　白术　當歸　白芍　丹皮　黑山梔ト一　薄荷伍分

甘露飲治血虚胃热　枇杷葉　生地　熟地　天冬　麦冬　黄芩　石斛ト一　甘草　枳壳

其部位最易動气作痛，其風又能上至巔顶而痛于頭，色属青，常現于左顴目眥，於婦人为尤甚。

肝無表症，皆属於裏。

肝之虚，腎水不能涵木而血少也。脈左關必弱或空大，其症为脇痛，为頭眩，为目乾，为眉棱骨眼眶痛，为心悸，为口渴，为煩燥发热。

脇痛者，血不營筋也，四物湯主之。頭眩者，血虚風動也，逍遥散主之。目乾者，水不養木也，六味地黄丸主之。眉棱骨眼眶痛者，肝血虚見光则痛，逍遥散主之。心悸者，血少而虚火煽也，七福飲主之。口渴者，血虚液燥也，甘露飲主之。煩躁发热者，虚火亢也，六味地黄丸主之。

肝之实，气与内風亢之也。脈左関必弦而洪，其症为左脇痛，为頭痛，为

柴胡疏肝散治肝气左胁痛柴胡陈皮二钱川芎赤芍枳壳醋炒香附一钱炙草五分

瓜蒌散治肝气燥急而胁痛大瓜蒌一枚连皮捣甘草二钱红花七分

清空膏治肝经风热上升为头痛羌活防风六分柴胡五分黄芩二钱川芎四分炙草一钱薄荷三分酒炒黄连六分

芍药甘草汤治木侮土而腹痛酒炒白芍三钱炙草五分

奔豚丸治小腹气结作痛川楝子一两茯苓橘核五钱肉桂三钱附子吴茱萸五分荔枝核八钱茴香木香七分

腹痛、为小腹痛、为积聚、为疝气、为咳嗽、为泄泻、为呕吐、为呃逆、

左胁痛者肝气不和也柴胡疏肝散瓜蒌散并主之、头痛者风热也清空膏主之或柴胡疏肝散、腹痛者肝木乘脾也芍药甘草汤主之、小腹痛者癥瘕之气聚也奔豚丸主之有热者去桂附、积聚者肝积在左胁下名曰肥气和中丸加柴胡鳖甲青皮莪术主之、疝气者气结聚于下也橘核丸主之寒者加吴茱萸肉桂、咳嗽者木火刑金也止嗽散加柴胡枳壳赤芍主之泄泻者木旺克土也四君子汤加柴胡木香主之、呕吐者木火凌胃也二陈汤加炒黄连主之、呃逆者气郁火冲也橘皮竹茹汤主之、

肝寒之症、脉左关必沉迟、其症为小腹痛、为疝瘕、为囊缩、为寒

橘核丸通治七疝 鹽酒炒橘核二兩 小茴香 川楝子 桃仁 醋炒香附 山查一兩 木香 紅花五錢 以神曲三兩打糊為丸

橘皮竹茹湯治氣鬱火衝呃逆 陳皮二錢 竹茹一團 半夏 人參 甘草各一錢

煖肝煎治肝腎陰寒小腹疼痛疝氣 當歸 枸杞各三錢 茯苓 小茴香 烏藥各二錢 肉桂 沉香各一錢 加薑三片

蟬花無比散治目赤腫痛 蟬蛻二兩 羌活一兩 川芎 石決明 防風 茯苓 赤芍各一兩 白蒺藜五兩 炙草 當歸各三兩 米泔浸蒼朮一兩

熱往來、

小腹痛者、寒結下焦也、煖肝煎 奔豚丸主之、症瘕者、寒氣結聚也、橘核丸加吳茱萸 肉桂主之、囊縮者、寒主斂、故縮也、奔豚丸 四逆湯主之、寒熱往來者、欲化瘧也、小柴胡湯主之、

肝熱之症、脈左關必弦數、其症為眩暈、為目赤腫痛、為口苦、為消渴、為頭痛、為脇痛、為瘰癧、為聤耳、為筋疼拘攣、為氣上衝心、為偏墜、為舌捲囊縮、為小便不禁、

眩暈者、風熱上升也、逍遙散主之、目赤腫痛者、風熱入目也、蟬花無比散主之、口苦者、膽味苦、肝熱膽亦熱也、小柴胡湯主之、消渴者、風燥其液也、一柴胡飲主之、頭痛者、火上衝也、柴芩煎主之、

一紫胡飲治外有邪而内有火及肝燥胃渴生地三錢白芍二錢黃芩五錢紫胡陳皮八分甘草錢五分

紫芩煎治内火上衝或為痢瘧頭痛諸症紫胡二錢黃芩梔子澤瀉五錢木通枳殼一錢

左金丸治肝氣痛川連一錢吳茱萸七分

消瘰丸治瘰癧初起久服亦消蒸元參醋煅牡蠣蒸川貝母四兩蜜丸每服三錢

五癆湯治五臟受熱而癆人參白朮茯苓一錢炙草四分當歸五分苡仁三錢麥冬二錢黃柏知母五錢

脇痛者、肝火鬱也、紫胡疎肝散加瓜蔞霜主之、左金丸亦可、瘰癧者、血燥筋急而生也、消瘰丸主之、兼服逍遙散、聤耳者、風熱相搏、津液凝聚而癢痛也、逍遙散去白朮加荷葉木耳貝母香附菖蒲主之、筋癆拘攣者、血氣熱也、五癆湯加黃芩丹皮牛膝主之、氣上衝心者、火逆也、紫芩煎主之、甚至小承氣湯、偏墜者、熱而睾丸舒縱也、紫胡疎肝散主之、舌捲囊縮者、邪入厥陰、血涸也、大承氣湯主之、小便不禁者、肝氣熱、陰挺失職也、逍遙散主之、

脾部 足太陰屬臟

脾屬土、中央黃色、後天之本也、下受命門之火、以蒸化穀食、上輸穀食

補中益氣湯　中氣下陷以此和之　黄耆錢　土炒白术　人參　當歸各錢　炙草錢　柴胡　升麻各三分　陳皮五分　加生薑一片　大棗二枚

歸芍六君　治脾陰虛弱下血　即六君加歸身　白芍各錢

大和中飲　治食積脹悶　枳實錢　厚朴錢五分　麥芽　查炭各錢　陳皮錢　砂仁三分　澤瀉錢

之液以灌溉臟腑，故人生存活之原，獨脾土之功為最大。其性喜燥而惡溼，一受溼則土力衰，而肝木即乘以侮之。位中焦，眼胞、鼻準及四肢，皆其分野，与胃相表裏，故其藥略同。

脾無表症，皆屬于裏。

脾虛者，右關脈必細軟，其症為嘔吐，為泄瀉，為久痢，為腹痛，為肢軟，為面黃，為發腫，為肌瘦，為鼓脹，為惡寒，為自汗，為喘，為積滯不消，為飲食化痰，為脫肛，為腸血。

嘔吐者，中空也，六君子湯加煨薑主之。泄瀉者，土不勝溼也，五味異功散加木香主之。久痢者，氣虛下陷也，補中益氣湯主之。腹痛者，肝木乘脾也，芍藥甘草湯加木香主之。肢軟者，脾屬四肢也。五味异功散主之。面黄者、本色虚現也。六君子湯主之。發腫者、皮不亮、手按成窟、補中益气湯去升柴主之。肌瘦者、脾主肌肉也。十全大補湯主之。鼓脹者、中空無物、气虚也。六君子湯主之。悪寒者、陽虚不達于表也。附子理中湯主之。自汗者、脾主肌肉、表虚不攝也。五味异功散加黄耆、五味主之。喘者、土不生金也。五味异功散加北五味、牛膝主之。積滞不消者、化穀無力也。六君子湯加穀芽、砂仁、肉桂主之。飲食化痰者、土不勝濕也。六君子湯主之。脱肛者、气虚下陷也。補中益气湯主之。腸血者、脾統血也。歸芍六君子主之。

脾實者、右關脈必洪實。其症為气積、為血積、為食積、為痞積、為

太無神功散治一切痞積　地扁蓄　瞿麥穗　麥芽錢五　神曲五錢　沉香　木香　甘炙草錢五　酒蒸大黃二兩　每服二三錢　燈心竹葉湯下　女人紅花當歸湯

澤蘭湯治經閉調血脈　澤蘭　柏子仁　當歸　白芍　熟地　牛膝　茺蔚子錢廿

保和丸治傷食　麥芽　山查　萊菔子　厚朴　香附　炙草　連翹錢五　陳皮錢廿　姜服

蟲積、為痰飲、為蠱脹、為腹痛、為不能食、

氣積者、氣鬱發悶也、沉香降氣丸主之、血積者、蓄血作痛如刺、有定處也、澤蘭湯主之、食積者、堅滯脹滿也、大和中飲主之、痞積者、血滯成痞、癥瘕痃癖可按也、太無神功散、和中丸主之、蟲積者、濕熱所化也、唇內有白點、化蟲丸主之、痰飲者、或停心下、或伏兩脅有聲、咳而痛、小半夏加茯苓湯主之、蠱脹者、中實有物也、積蟲、積血也、和中丸主之、腹痛者、中有滯也、香砂二陳湯和查芽厚朴主之、不能食者、食未消也、保和丸主之、

脾寒之症、右關必沉遲、唇舌必白、其症為嘔吐、為泄瀉、為白痢、為腹痛、為身痛、為黃疸、為濕腫、為肢冷、為厥脫、

香砂理中治脾寒腹痛木香砂仁一錢人參白术二錢乾薑炙草一錢

木香丸治寒積腹痛拒按名曰陰結木香丁香五錢乾薑三錢炒麥芽五錢陳皮三錢巴豆卅粒神曲煮糊丸分服十丸

嘔吐者，食不消而反胃也，平胃散主之。泄瀉者，土失職也，六君子湯加炮薑主之。白痢者，積寒傷氣也，六君子湯加木香主之。腹痛者，綿綿不減，香砂理中湯主之，如挾食拒按，木香丸。身痛者，拘急為風，重濁為濕，風用香蘇散，濕用蒼白二陳湯。黃疸者，土為濕制，為陰寒之象，薰黃色黯，茵陳五苓散。濕腫者，不煩渴喜熱，五苓散主之。肢冷者，陽氣不營于四体也，附子理中湯主之。厥脱者，氣衰大息也，附子理中湯加大劑人參主之。

脾熱之症，右關必數，舌苔薄而黃，脣赤。其症為熱吐，為流涎，為洞泄，為瀉痢，為赤痢，為腹痛，為目胞腫痛，為酒疸，為眩暈，為陽黃疸。

熱吐者，食不得入也，橘皮竹茹湯加薑汁炒黃連主之。流涎者，睡中

黃芩芍藥湯治脾熱流涎利如蟹渤等症黃芩白芍各二錢生甘草一錢

加味枳朮湯治酒疸濕熱發黃白朮二錢枳實陳皮麥芽山查茯苓神曲連翹一錢茵陳荷葉五分澤瀉佐傷酒加葛根一錢

葛花清脾湯治酒濕生熱生痰頭眩頭痛葛花一錢枳椇子三錢赤苓三錢澤瀉茵陳酒芩二錢山梔車前五分甘草五分橘紅厚朴一錢

梔子蘗皮湯治陽黃梔子三錢黃柏二錢炙草一錢

出沫，脾熱蒸濕也，黃芩芍藥湯主之。洞泄者，暑濕勝土，一泄如注也，四苓散加益元散主之。溏渤者，暑濕內搏，利如蟹渤，將變痢也，黃芩芍藥湯主之。赤痢者，暑熱傷血也，治痢奇方主之，或葛根治痢散、噤口開噤散。腹痛者作作作止，芍藥甘草湯加黃連清之。目胞腫痛者，火上升也，柴芩煎主之。酒疸者，酒濕積而為疸也，加味枳朮湯加茵陳葛根主之。眩暈者，酒濕生熱上蒸也，葛花清脾湯主之。陽黃疸者，黃如橘皮有光，目溺皆黃，梔子蘗皮湯主之，小便閉，茵陳大黃湯。

肺部　手太陰屬臟

肺主氣，屬西方而色白，其形如華蓋，為諸陽之首，凡聲之出入氣之呼

桔梗前胡湯治肺氣閉塞而咳。桔梗一錢，前胡、蘇子、赤芍、桑白皮蜜炙、陳皮各一錢，杏仁、各一錢，薑汁炒竹茹一錢，生草各五分。

加味甘桔湯治肺鬱哮喘等症。甘草五分，桔梗、川貝、百部、白前、旋覆花、茯苓各一錢。

止嗽散治一切咳嗽。桔梗炒、荊芥、紫菀、百部、白前各二斤，甘草炒十二兩，陳皮一斤，為末，每服三錢，初感風寒，生薑湯下。

貝母瓜蔞散治肺熱痰澀。乾貝母一錢，瓜蔞仁一錢五分，膽星、黑山梔各一錢五分，黃芩、橘紅炒、黃連各一錢，甘草五分。

吸，自肺司之。其性嬌嫩，故與火為仇；其体屬金而畏燥，故遇寒亦咳。凡目白及右頰鼻孔，皆其分野。肺氣之衰旺，關乎壽命之短長。全恃腎水充足，不使虛火爍金，則長保清寧之体，而壽臻永固。

肺有裏症，亦有表症。肺主皮毛故也。邪在表，右寸脈必浮，其症為發熱，為噴嚏鼻塞，為咳，為嗽，為畏風，為胸滿痛，為喉痒，為鼻燥，為傷暑風，為中時疫。

發熱者，腠理閉也，香蘇散主之。噴嚏鼻塞者，肺竅受邪也，二陳湯加蘇葉生薑主之。咳者，無痰而有聲，氣為邪遏也，桔梗前胡湯主之。嗽者，有聲而有痰，痰已化痰也，止嗽散主之。喘者，風寒閉塞也，加味甘桔湯主之。畏風者，邪在皮毛也，香蘇散主之。胸滿痛者，氣鬱而脹

神术散治時行不正之氣，滿悶吐瀉發熱，傷食。蒼术、陳皮、厚朴、炙草、藿香、砂仁，每服二三錢。

治疫清涼散治疫邪入裏，脹悶譫狂諸症。秦艽、赤芍、知母、貝母、連翹、荷葉、丹參、柴胡、甘中黄。

知柏八味丸滋陰降火。知母、黄柏、熟地、萸肉、山藥、茯苓、丹皮、澤瀉。

四生丸治熱血妄行而為吐衄。生地黄、生荷葉、生側柏葉、生艾。

也。加味甘桔湯主之。喉疼者，邪火化而内熖也，加味甘桔湯主之。鼻燥者，邪化火而液乾也，貝母瓜蔞散主之。傷暑風者，惡寒頭痛而煩渴，香薷飲加荆芥秦艽主之。中時疫者，初頭痛發熱，漸嘔噁胸滿，或脹悶譫狂，唇焦口渴，先用香蘇散，次以神术散，又治疫清涼散，便閉加大黄。

肺虚之症，右寸脉必細，其症為自汗，為咳嗽，為氣急，為咯血，為肺萎，為虚勞。

自汗者，氣虚表不固也，八珍湯加黄耆、北五味、麥冬主之。咳嗽者，肺虚不寧也，五味异功散主之。氣急者，金不生水而虚火上炎也，知柏八味丸主之。咯血者，陰虚動火也，初用四生丸，兼用生地黄湯。肺痿

葉五分，搗極爛為大丸，如雞子，多服一丸，水煎去渣。生地黃湯：治腎火鑠金。生地三錢，牛膝、丹皮、黑山梔一錢，丹參、元參、麥冬、白芍半錢，鬱金、廣三七、荷葉七分，加陳墨汁、清童便各半杯，冲服。月華丸：滋陰保肺，為治勞之聖藥。天冬、麥冬、生地、熟地、山藥、百部、沙參、川貝、真阿膠一兩，茯苓、獺肝、廣三七各，用白菊花二兩，桑葉二兩，熬膏，將阿膠化入，和藥，煉蜜為丸，日三服，每服一丸。紫菀散：潤肺止嗽，並治肺痿。人參五分，紫菀、知母、川貝、桔梗、茯苓、阿膠一錢，五味、炙草三分。人參燕窩百合湯：潤肺清金。人參一錢，洋參三錢可代，燕窩三錢，百合五錢，共燉爛食之。

者，火刑金而葉焦也，五痿湯加天冬、百合主之，或紫菀散、人參燕窩百合湯亦可。虛勞者，吐血而成，月華丸、歸脾湯、六味地黃湯並主之。

肺竅之症，右寸脈必有力，其症為氣閉，為痰閉，為暑閉，為水閉發喘，為風閉，為火閉，為咽痛，為右脇痛，為肺癰。

氣閉者，氣壅塞其絡而滿悶也，加味甘桔湯主之。痰閉者，頑痰壅塞也，清膈煎主之。暑閉者，暑邪中臟而煩渴也，消暑丸加香薷、木通主之。水閉發喘者，胃經蓄水作腫而侵肺也，五皮飲主之。風閉者，風鬱于肺而哮嗽也，麻黃湯主之。火閉者，火鬱于肺而喘脹也，白虎湯加桑皮、葶藶主之。咽痛者，諸閉皆能作，火也，加味甘桔湯主之。右脇痛者，肝移邪于肺也，推氣散主之。肺癰者，隱隱而痛，

推气散治右脇气痛枳壳鬱金各一钱桂心炙草各五分桔梗陳皮各八分生薑二片大棗二枚

桔梗湯治肺癰 桔梗白芨橘红炒甜葶藶各八分甘草貝母苡仁金银花各五分

瀉白散治肺热蜜炙桑白皮二钱地骨皮三钱

茜根湯治衄血神烦 茜根黄芩阿膠側柏葉生地各二钱甘草一钱

犀角地黄湯治血热妄行及癍疹 犀角尖镑生丹皮麥冬白芍五钱生地四钱

吐痰腥臭也。桔梗湯主之、

肺寒之症、外感居多、脉右寸必遲、其症为清涕、为咳嗽、为恶寒、为面色痿白、

清涕者、寒搏其液也。二陳湯加蘇梗主之、咳嗽者、金畏寒也。止嗽散主之、恶寒者、陰忌其類也。香蘇散主之、面色痿白者、寒傷正气也、六君子湯主之、

肺热之症、脉右寸必數、其症为目赤、为鼻衄、为咽痛、为吐血、为咳嗽濃痰、为酒積、为龜胸、为小便不利、为便血、

目赤者、火尅金也。瀉白散加黄芩菊花連翹主之、鼻衄者、血热妄行也。茜根湯主之、咽痛者、火逼咽道也。加味甘桔湯主之、吐血者、火動

黄芩知母湯治火嗽煩熱黄芩知母桑白皮杏仁天花粉山梔川貝桔梗生草等分

黄芩清肺飲治肺熱小便不利梔子黄芩等分

其血也四生散犀角地黄湯主之 咳嗽濃痰者火刑金而灼肺液也黄芩知母湯主之 酒積者鼻赤鼻瘡濕熱内蒸也黄芩清肺飲加葛花主之 齆胸者肺熱而脹也白虎湯主之 小便不利者火鑠金而化源窒也黄芩清肺飲加鹽豉主之 便血者肺与大腸相表裏火迫血行也芍藥甘草湯加黄芩丹皮生地主之

腎部 足少陰屬臟

腎者天一之氣先天之本也位北方故黑其体常虚處腰左右介其中者有命门火蒸化穀食命曰真陽腎氣充足自多誕育享大壽凡夙夜宣勞耄而不倦者皆腎氣之固也將色之流先竭腎氣喪其本矣瞳神下頦兩耳皆其部位望氣者覘之

生地黃益治陰火盜汗　生地　當歸　炙芪　麻黃根　浮小麥　炙草　黃連　黃芩　黃柏

腎無表症皆屬于裏

腎主虛脈左右常細軟其症為頭痛為耳鳴為耳聾為盜汗為夜熱為健忘為咳嗽為喘為吐血為胃痛為腿痠足軟為目視無光為大便結為小便不禁為戴陽為久痢久瘧

頭痛者血不能充髓海也六味地黃丸主之　耳鳴者血虛火旺也六味地黃丸加牛膝知母主之　耳聾者虛閉也六味地黃丸加枸杞人參石菖蒲遠志主之　盜汗者虛熱也生地黃益八珍湯加黃耆北五味並主之　夜熱者虛火也四物湯加丹皮地骨青蒿主之　健忘者心腎不交也歸脾湯十補丸並主之　咳嗽者虛火鑠金也六味地黃丸加白蜜胡桃主之　喘者水虧火炎也知柏八味丸主之　吐

王母桃 培補脾腎
炒冬白朮 大熟地
二丹 何首烏 炒巴戟
枸杞子 各一兩 蜜丸圓眼
大 每用三四丸 饑時
服

左歸 杜仲 熟地 五
山藥 枸杞 各二 茯苓 各五
山茱萸 炙草 各一
右歸 主命門真火不
足 熟地 五 山藥 枸杞
杜仲 各二 山茱萸 肉桂
製附子 炙草 各一

血熱、血虛、血熱也、生地黃湯主之、腰痛者、水不足也、六味地黃丸加杜仲川續斷主之、腿瘦足軟者、血不營筋也、十全大補湯主之、目視無光者、水不足也、六味地黃丸主之、大便結者、血虛液枯也、六味地黃丸加白蜜胡桃主之、小便不禁者、腎氣不納也、十補湯主之、戴陽者、陰火上亢、陰躁似陽躁也、金匱腎氣丸主之、久痢久瘧者、脾腎皆虛也、王母桃主之、

腎無實症、

腎之寒、腎之虛也、脈左右尺必遲沈、其症為命門火衰、為不欲食、為雞鳴泄瀉、為天柱骨倒、為踡臥厥冷、為奔豚、

命門火衰者、虛象百出、左歸飲、右歸飲主之、不欲飲食者、火力微也、

八味地黃治命门火衰，六味丸加肉桂、製附。

加味七神丸治腎虛雞鳴泄瀉。肉豆蔻、吳茱萸、廣木香各一，茯苓、補骨脂（鹽酒炒）、車前子、土炒白朮四，大棗煎湯為丸，每服三錢。

滋腎丸治下焦血熱，因此滋陰化气。黄柏、知母各二，肉桂一，蜜小丸。

八味地黄丸主之。雞鳴泄瀉者，腎虛也，加味七神丸主之。天柱骨
倒者，腎脈空也，右歸飲主之。踡臥厥冷者，火衰也，右歸飲、理中湯
並主之。奔豚者，腎气上衝也，奔豚丸主之。（肝）
腎之熱，水將涸也，傷寒门有之，而雜症罕見。左尺右尺必沈數或浮
而空。舌黑、無液，其症為口燥，為咽乾，為目不明，為小便不利，為小便濁，
為小便出血，為大便秘。
口燥咽乾者，水涸也，大承气湯主之（胃）。目不明者，目無血養也，知柏八（肺）
味丸主之。小便不利者，水少也，滋腎丸主之。小便濁者，濕熱信
乎下焦也，萆薢分清飲主之（心）。小便出血者，腎移熱也，生地黄湯主之（膀）。
大便秘者，液涸也，大承气湯主之（胃）。

胃部 足陽明屬腑

胃屬中土、司受化穀食、經云、得穀者昌、失穀者亡、其能受與否、生死係焉、其性與脾同、而畏木、俠舌之中、及牙牀、并環唇口、而交人中、皆其分野、色現黃、

胃為陽明、有經有腑、故有表症、右關脈必浮、傷寒邪入陽明經、其症為目痛、鼻乾、唇焦、嗽水不欲嚥、若他表症、為面浮腫而痛、為癍疹、

目痛鼻乾唇焦者、邪熱作火也、葛根湯主之、 面浮腫而痛者、風也、葛根湯主之、 癍疹者、邪熱所化也、葛根湯加牛蒡子主之、

胃之虛、其唇必白、脈右關必軟弱、其症為吐、為噎膈、為不能食、為胃脘痛、為停滯、為濕腫、為痰、為嘈雜、

枳朮丸除脹消食
炒枳實炒白朮
大陷胸湯服小陷胸
不效以此治之大黄錢六
芒硝錢四甘遂五二分
小陷胸湯治結胸小
腹滿痛手不可近
半夏錢二黄連五錢瓜
蔞仁一個去尖杵
和胃飲治霍亂
厚朴陳皮錢二乾薑
一錢炙草六分

吐者、土虛木侮也、香砂六君子湯加柴胡主之、噎膈者、胃脘乾槁
也、上脘槁能飲水而食難進、下脘槁食可入而久復出、啟膈散主之、
佐以四君子湯、有鬱以逍遥散、不能食者、胃氣虛而難受也、六君
子湯主之、胃脘痛者、心悸怔忡喜按、歸脾湯或四君子加柴
胡、木香、停滯者、土虛不化也、枳朮丸主之、濕腫者、土不勝濕也、香砂六
君子湯主之、痰者、土衰濕化也、六君子湯主之、嘈雜者、躁擾不寧、
得食暫已、氣促食少、中虛挾痰也、五味異功散主之、
胃之實、脈右關必洪、按胸則痛、其症為結胸、為痞氣、為食積、為痰
飲、為水腫、為胸脹悶、為胸脹痛、為胸痛嘔膿、為不得臥、為便閉譫語發狂、
結胸者、傷寒下早、邪熱結聚也、大小陷胸湯主之、痞氣者、脾之積、在

胃脘腹大而盤、和中丸加厚朴主之、食積者、脹痛拒按也、保和丸主之、痰飲者、咳而痛、轉側有聲、小半夏加茯苓湯主之、外臺茯苓飲尤效、水腫者、先腫後喘、或腫而不喘、胃經蓄水也、五皮飲主之、甚者金匱腎氣丸、胸脹悶者、滯積也、保和丸主之、胸脹痛者、蓄血也、澤蘭湯主之、胸痛嘔膿者、胃脘癰也、不必治而自愈、不得臥者、胃不和則臥不安也、二陳湯加砂仁主之、便閉譫語發狂者、胃有燥矢也、大承氣湯主之、

胃之寒、唇舌必白、脈右關必沈遲、其症為胃脘痛、為嘔吐、為霍亂、為吞酸噯腐、

胃脘痛者、肢冷氣冷、綿綿不休、薑附湯加肉桂主之、兼吐蛔加川椒

二冬湯治上消　天冬一錢
麥冬一錢　花粉　黃芩一錢
知母一錢　人參　甘草五分
生地八物湯治中消
生地　麥冬一錢　山藥
知母　丹皮五分　黃芩
黃連　黃柏一錢　荷葉一
錢
玉女煎治陽明有
餘少陰不足　熟地
四錢　石膏　麥冬一錢　知
母　牛膝鹽水炒　五分
抽薪飲治一切火
盛　黃芩　石斛　木通
梔子　黃柏　枳殼
澤瀉五分　甘草一錢

烏梅川連焦术川楝、嘔吐者、食入復出也。平胃散加煨薑砂仁
主之。霍亂者、寒濕傷胃也。和胃飲主之。呑酸噯腐者、寒
不消食也。香砂二陳湯主之。
胃之熱、唇舌紅、口臭、脈右關必洪數、其症為三消、為嘈雜、為吐
血、為齒痛、為黃胖面腫、為自汗、為舌黑燥渴、為背癰疹、為便
閉、為呃逆、為頭痛、
三消者、燥熱結聚也。口渴消水、為上消、二冬湯主之。消穀易飢
為中消、生地八物湯主之。口渴小便如膏、為下消、六味地黃湯加
生脈散主之。嘈雜者、煩擾不寧、口燥唇焦、痰火為患也。二陳
湯加山梔黃連主之。吐血者、胃火迫血妄行也。白虎湯主之、

犀角大青湯治胃火發癍大渴大熱或咽痛 犀角尖大青元參甘草升麻黄芩黄連黄柏人中黄黑山梔五錢或加石膏一两同煎
三黄解毒湯治火毒内盛 黄連各二黄芩黄柏黑山梔各二五
安胃飲治胃火呃逆 石斛麥芽各三黄芩澤瀉山查各二陳皮木通各一
加味升麻湯治胃火上衝頭痛甚熾 升麻葛根赤芍甘草各一石膏各三薄荷五加燈心二十節

齒痛者、陽明有餘少陰不足也、玉女煎主之、黄胖面腫者、渴熱也、和中丸主之、自汗者、熱而蒸溽也、抽薪飲主之、舌黑燥渴者、火熾甚也、白虎湯主之、發癍疹者、火鬱而化也、初用葛根湯、加牛蒡子以散之、次用犀角大青湯加石膏、或三黄解毒湯、甚則白虎湯、調胃承氣湯、呃逆不止者、胃火上衝也、安胃飲主之、頭痛者、頭筋扛起、胃火上衝也、加味升麻湯主之、

膀胱部 足太陽屬腑

膀胱者、州都之官、津液藏焉、氣化則能出矣、然腎氣足則化、腎氣不足則不化、入氣不化則水歸大腸而為泄瀉、出氣不化則閉塞下焦而為癃腫、小便之利、膀胱主之、實腎氣主之也、傷寒傳經之

邪、多自膀胱入、一見太陽頭痛等症、即宜發散、不使邪氣入爲諸經害、乃膀胱爲第一關隘矣、

膀胱爲太陽腑、有表症、左尺脈必浮、其症爲頭痛、爲項背強、爲身痛四肢拘急、爲發熱、爲惡寒無汗、爲喘嗽、

頭痛者、頭腦痛而連項脊也、加味香蘇散主之、甚者加羌活葱白、項脊強者、太陽經所過之地也、香蘇散主之、身痛四肢拘急者、風傷衛、寒傷營、寒主收引也、桂枝湯主之、發熱者、腠理閉塞也、香蘇散主之、惡寒無汗者、寒乘表也、麻黃湯主之、喘嗽者、寒邪客于皮毛、肺氣不得升降也、麻黃湯主之、輕者止嗽散、

膀胱之虛、腎氣不化也、脈左尺必細沉、其症爲小便不禁、爲勞淋、爲

假蘇散治气淋
荊芥 陳皮 香附炒
麥芽 瞿麥 木通
赤芍各一
生地四物湯治血淋
生地各三 歸身 赤芍
五味 川芎各二

老淋

小便不禁者、气虚不能統攝也、十補湯主之、勞淋者、勞力辛苦、氣虚不化也、補中益气湯主之、老淋者、老人里色、精不出而内敗、大小便牽痛如淋、宜萆薢分清飲、去黄柏、加兎絲遠志、以去其精、再服六味地黄丸、

膀胱之竅、脈左尺必洪大、其症為气淋、為血淋、為關格、為膀胱气、气淋者、气滞水道、阻塞臍下脹痛也、假蘇散主之、血淋者、蓄瘀莖中割痛難忍也、生地四物湯加紅花桃仁花蕊石主之、關格者、溺閉而吐逆也、假蘇散主之、膀胱气者、一名胞痺、气結膀胱、小腹熱澁于小便也、橘核丸主之、

膀胱之寒、左尺必沉遲、其症为冷淋、

冷淋者、寒气堅閉水道、肢冷喜热也、金匱腎气丸主之、

膀胱之热、左尺必數、其症为小便不通、为膏淋、为石淋、为便膿血、为發狂、

小便不通者、渴而热在上焦、四苓散加山梔黄芩、不渴而热在下焦、滋腎丸主之、膏淋者、滴液如膏也、萆薢分清飲主之、石淋者、下如沙石也、益元散加琥珀主之、便膿血者、心气遺热于膀胱也、阿膠散主之、發狂者、傷寒热結膀胱、下焦蓄血、少腹硬滿也、調胃承气湯主之、

膽部　足少陽　屬腑

膽者清虛之府、居半表半裏之交、與肝為表裏、氣血足則膽氣壯、氣血虛則膽氣怯、膽受邪則陰陽交戰而寒熱往來、故瘧症之來不一、而總不離乎少陽也、然其膽司之力、猶中正之官、不偏不倚、決斷出焉

膽有表症、左關脈必浮而弦、其症為頭汗、為寒熱往來、頭汗者寒邪將化火也、小柴胡湯加丹皮主之、寒熱往來者陰陽相爭也、小柴胡湯主之、

膽之虛、左關脈必細軟、其症為驚悸、為太息、驚悸者心血不足以壯之也、安神定志丸主之、太息者氣虛也、四君子湯主之、

膽之實、左關脈必洪、其症為胸滿、為脇痛、為耳聾、

温膽湯治膽气虛寒夢遺精滑諸症　製半夏五錢　枳实八分　陳皮　茯苓各錢半　人參一錢　熟地　炒棗仁各一錢　遠志一錢　五味子錢　甘草炙五分　生薑三片　南棗一枚

胸滿者、邪气結聚也、小柴胡湯加枳殼桔梗主之、脇痛者、邪入膽經而之脇下也、小柴胡湯加山梔枳殼主之、耳聾者、气火上衝而閉也、逍遥散加蔓荆石菖蒲香附主之、或小柴胡湯、

膽之寒、脈左關必遲、其症為精滑、為嘔吐、為舌胎滑、精滑者、肢腫、食少、心虛、煩悶、坐臥不安、溫膽湯主之、嘔吐者、邪正相爭也、小柴胡湯加藿香主之、舌胎滑者、邪未化火也、二陳湯主之、

膽之熱、脈左關必弦數、其症為口苦、為嘔吐、為盜汗、為目眩、口苦者、熱在膽、膽汁泄也、小柴胡湯主之、嘔吐者、膽移熱于胃也、小柴胡湯加薑炒竹茹主之、盜汗者、熱閉腠理也、小柴胡湯加丹皮主之、目眩者、膽附于肝、肝竅在目、熱故眩也、小柴胡湯加山梔主之、

大腸部　手陽明屬腑　脉訣大腸診右寸

大腸者、腎陰之竅、傳道之官、受氣于脾胃、而與肺金相表裏、故肺氣虛則腸若墜而氣為之陷、腸液少則肺燥、而鼻為之乾、其呼吸甚密迩也、然腸口上接小腸、下通穀道、為諸藏泄氣之門、啟閉一失、職而諸藏困矣、

大腸無表症、皆屬于寒裏、

大腸虛者、氣虛也、脉右尺必沈弱、其症為久痢、為脱肛、

久痢者、氣血不足也、歸脾湯、十全大補湯、補中益氣湯、均可、脱肛者、氣虛下陷也、補中益氣湯加荷葉主之、

大腸實者、胃實移熱也、脉右尺必洪實、其症為便閉、為臟毒、為燥渴譫語發狂、為腸癰、

千金牡丹皮散

治腸癰　丹皮　苡仁五钱　瓜蔞仁五钱　桃仁研十三粒　如大便閉加大黃钱　當歸钱

鴉膽子方　治久痢寒積在腸　用鴉膽子一个　蒸透　將米粉包作圓子　蒸熟　以開水囫圇吞下　空心服

清臟散　治腸風下鮮血而腹不痛者

荊芥炒黑三钱　當歸五钱

便閉者、實火閉也、承气湯主之、臟毒者、腸胃不清、下如魚腸、如豆汁也、芍藥甘草湯主之、燥渴譫語發狂者、燥屎不出也、承气湯主之、

腸癰者、當臍而痛、溺數如淋、千金牡丹散主之、

大腸寒者、積冷也、脈右尺必沉遲、其症為久痢、為便血、

久痢者、腹縣縣痛、寒積在臟也、鴉膽子包粉圓吞之、便血者、肢冷、喜熱、寒在腸也、附子理中湯加歸芍主之、

大腸熱者、肺經移熱居多、脈右尺必數、其症為便血、為腸風、為脫肛、

便血者、口燥、唇焦、熱在腸也、芍藥甘草湯加黃芩丹皮生地、腸風者、臟腑有熱、風邪乘之、故下血而腹不痛、清臟散主之、脫肛者、腸有火、則脫出難收、腫而痛也、三黃解毒湯加知母荷葉主之、

小腸部 手太陽屬腑 脈诀小腸診左寸

小腸者受盛之官化物出焉其上口即胃下口水穀由此而入其下口即大腸上口此處泌別清濁俾水液注入膀胱滓穢流入大腸是腑中之首

鑒曰者故与心相表裏脈附于膀胱而在左尺

小腸無表症皆屬于裏

小腸虛左尺必細軟其症為溺赤短為腰痛

溺赤短者水不勝火也生地黃湯主之腰痛者水不足也六味地黃丸主之

小腸实左尺必洪弦其症為小腸气為交腸

小腸气者气滞下焦臍下疼痛失气不快也橘核丸主之 交腸者陰陽搏逆大小腸交也五苓散主之

小腸寒、左尺必遲。其症为咳嗽失气、

咳嗽失气者，小腸嗽也。止嗽散加芍藥主之、

小腸熱、左尺必數。其症为溺濇溺短、

溺濇溺短者，濕熱壅滞也。導赤散主之

三焦　手少陽屬腑

三焦者，相火所行臟腑空處是也。上焦心肺居之，中焦脾胃居之，下焦肝腎膀胱居之，大小腸居之。其气總領臟腑營衛經络内外左右上下之气。三焦通則竟體調和，其病屬于臟腑，無另立病名

心包络　手厥陰屬腑

心包络，即膻中，与心相附，居膈上，代君行事，臣使之官，喜樂出焉。其

小柴胡湯治瘧通劑、柴胡 秦艽 赤芍各 甘草各 陳皮钱

見症有手中熱、心中大熱、面黄、目赤、心中動諸端、要之包絡之病、即心之病也、言心不必更言包絡矣、

四君子湯治气虚脾胃不足之症、人参三钱、土炒白术二钱、茯苓二钱、炙草一分、加生薑二片、大棗三枚、古方用人参、如无力以西黨参代之

六君子湯治气虚挾痰、即四君子湯加製半夏五钱、陳皮钱二

香砂六君治胃寒吐瀉、即六君加霍香钱一、砂仁二粒

五味異功散治气虚、即四君加陳皮五钱

四物湯治血虚肝腎不足之症、大熟地四钱、歸身、白芍二钱、川芎钱一

八珍湯治气血兩虚、即四君四物相併加大棗二枚

十全大補、治陰陽並虚而畏冷、即八珍加黄耆二钱、肉桂六分

香砂二陳、加木香砂仁各一钱、治脾滯腹痛。蒼白二陳、即六君去參加蒼术、治受濕身痛。

六味地黄湯、滋加御火毒治血虛、亦可為丸。大熟地四钱、山萸肉、山藥二钱、丹皮、茯苓、澤瀉钱五

香蘇飲、治時邪感冒頭痛發熱等症。蘇葉五钱、陳皮、香附二钱、荊芥、秦艽、防風、蔓荊子一钱、川芎五分、甘草七分、加生薑三片

平胃散、治脾胃不和、脹滿、嘔吐、霍乱等症。藿香五钱、厚朴二钱、蒼术八分、陳皮钱、

二陳湯、治肺胃寒痰。製半夏、陳皮、茯苓钱五、炙草八分、加生薑一片、棗二枚

滚痰丸、治老痰变生怪症。大黄炒、黄芩四两、青礞石、沈香三钱、辰砂二钱、水丸辰砂衣、每服一二钱開水下

越鞠丸、治鬱膈痞滿。香附、山查炒、神曲炒、麥芽、川芎、蒼术炒、梔子各等分、丸桐子大、每服五七十丸開水下

神佑丸治沉積變病氣血壅滯濕熱風痰鬱結黑丑二兩 大黄一兩 芫花 大戟
甘遂五錢 輕粉一錢 用皂角去子煎濃湯糊丸每服必瀉勿輕用
大承气湯治邪熱閉結或食積堅硬宜下之大黄三錢 枳实五錢 厚朴一錢 芒硝
三錢
小承气湯治症稍緩即大承气去芒硝
葛根湯治邪傳陽明以此解肌葛根二錢 升麻 秦艽 荊芥 赤芍一錢 蘇葉
白芷八分 甘草五分 生薑二片
小柴胡湯治寒熱往來少陽瘧疾口苦耳聾胸滿脇痛柴胡二錢 赤芍五錢
甘草 半夏一錢 黄芩五錢 人参五分 生薑二片 大棗二枚
搐鼻散治一切悶症不省人事吹入鼻中有嚏者生 细辛 皂角一兩 生半

夏壮细末入磁瓶勿泄气

牛黄丸治中風痰火闭结或喘嗽痰壅不省人事　牛黄　射香　龍腦六钱另研　羚角　當歸　防風　黄芩　柴胡　白术　麥冬　白芍七钱半　桔梗　茯苓　杏仁　川芎　大豆黄卷　阿膠八钱五分　蒲黄　人参　神曲一两一钱五分　雄黄四钱另研　甘草二两五钱　白蔹　肉桂三钱七分　乾薑三钱七分　犀角一两二钱　山藥三两五钱　大棗　金箔一百五十片为衣　细末煉蜜同棗膏丸每两作十丸金箔为衣

三化湯治中風入臟熱極闭结　厚朴　大黄　枳實　羌活五钱

附子理中湯治臟寒將脱之症用以回陽　人参　白术二钱　附子　乾薑　炙草一钱

三生飲治寒風中臟六脈沉细　生南星　生烏頭　生附子五钱　生薑五片　生木香五钱　此方用人参两許同投更有益

大秦艽湯治風中經絡口眼歪斜等症秦艽五錢炙草川芎當歸芍藥生地熟地茯苓羌活獨活白朮防風白芷黃芩各分細辛二分如陰雨加生薑三片同煎

益元散利竅清暑甘草一兩滑石六兩

消暑丸治中暑昏悶製半夏四兩茯苓甘草二兩共為末生薑汁糊丸

四味香薷飲治風寒閉暑之症香薷扁豆厚朴五錢炙草五分若兩足轉筋加木瓜茯苓

藿香正氣散藿香砂仁厚朴茯苓紫蘇陳皮一錢白朮製夏桔梗白芷七分炙甘草五分

茵陳大黃湯治黃疸熱閉茵陳三錢梔子大黃二錢

茵陳五苓散治陰黃小便不利茵陳白朮茯苓五錢猪苓澤瀉七分薄
桂伍分
茵陳薑附湯治陰黃小便不利茵陳二錢白朮二錢附子乾薑五分炙草一錢肉
桂三分
五苓散治小便不通茯苓三錢澤瀉猪苓八分白朮五錢桂枝一錢
四苓散治伏暑小便不通即五苓散去桂枝
五皮飲治胃經蓄水發為水腫大腹皮茯苓皮陳皮桑白皮五錢生薑皮八分
秦艽天麻湯治寒濕入絡肩背臂痛秦艽五錢天麻羌活陳皮當
歸川芎一錢炙草伍分生薑三片炒桑枝三錢挾寒加桂枝
蠲痺湯治風寒濕三氣成痺羌活獨活一錢桂心伍分秦艽一錢當歸桑枝三錢

川芎七分 海風藤二錢 炙甘草五分 乳香 木香八分

桂枝湯治太陽中風寒 桂枝 芍藥 生薑五錢 甘草錢炙 大棗四枚

麻黃湯治太陽傷寒無汗 此方宜于西北 麻黃四錢 桂枝二錢 甘草一錢炙 杏仁十二枚

柴葛解肌湯治溫熱症發熱頭痛不惡寒與傷寒異 柴胡二錢 葛根五錢 赤芍 知母一錢 貝母一錢 生地二錢 黃芩 丹皮五錢 甘草五分

大柴胡湯治傷寒邪入太陰 柴胡五錢 半夏七分 黃芩 芍藥二錢 枳實一錢 大黃二錢

白虎湯治陽明胃腑大熱 生石膏五錢 知母二錢 甘草二錢 粳米一撮 熱甚者倍之

調胃承氣湯治胃熱譫語便閉繞臍硬痛 大黃三錢 芒硝一錢 甘草五分

四逆湯治少陰中寒肢冷厥逆　附子五錢　乾薑五錢　炙甘草二錢

白通加猪膽汁湯治陰盛隔陽拒藥不入　附子五錢　乾姜五錢　葱白二錢

人尿半杯　猪膽汁五茶匙

團魚丸治久咳將成勞瘵　川貝　知母　前胡　柴胡　杏仁四錢　大團魚一個

重十二兩以上去腸　右藥與魚同煮熟，取肉連汁食之，將藥渣焙乾為末，煮魚

骨汁為丸，如梧子，麥冬湯下，日三服

人參養榮丸治氣虛榮衛不固　白芍二錢　人參　蜜炙黃耆　當歸　白朮　熟

地五錢　炙甘草　茯苓　遠志七分　北五味　桂心　陳皮四分　加薑一片　棗二枚

百藥煎散治咽痛　百藥煎五錢　硼砂五錢　甘草二錢　米飲調下

通音煎治音瘂　白蜜一斤　川貝二兩　款冬花二兩　胡桃肉十二兩去皮研爛　將貝冬研末四味

和勻飯上蒸熟開水服

秘精丸理脾導濕治濁固精白朮山藥茯苓茯神蓮子肉各二兩芡實蓮鬚牡蠣各一兩五錢黃柏五錢車前子三兩金櫻膏丸

補天大造丸補五臟虛損人參二兩蜜耆蒸白朮三兩炒棗仁當歸山藥茯苓各一兩五錢枸杞子大熟地四兩河車一具鹿角一斤龜板八兩二物熬膏和前藥蜜丸

普濟消毒飲治大頭瘟症喉風發癰甘草桔梗酒芩酒黃連一錢馬勃元參橘紅柴胡五分薄荷六分升麻二分連翹牛蒡子八分

葛根治痢散治痢初起赤白皆效葛根五錢酒炒苦參八分陳皮一錢赤芍陳松蘿茶炒麥芽山查二錢細末蓋服有火去加川連五分

治痢奇方治暑痢川連六分酒芩厚朴歸身白芍五錢山查三錢甘草五分

桃仁青皮红花八分枳壳地榆一钱槟榔二钱白痢加木香六分

朴黄丸治堅積作痢腹痛拒按陳皮厚朴十二两大黄一斤四两廣木香四两荷葉和為丸

開噤散治噤口痢人参薑汁炒黄連五分石菖蒲七分丹参三钱石蓮子茯苓陳皮冬瓜仁去壳五钱陳米一撮荷葉蒂二个

止瘧丹治瘧二三發後止之火酒炒常山草果仁去壳半夏麯薑炒香附米酒炒青皮醋炒各四两真六神麯十二两為末用米飲糊丸清晨面东服

白术丸治气虚中满白术茯苓陳皮二两砂仁神曲五二两通曲四两荷葉老米煎和為丸

和中丸治腹脹食積土炒白术四两炒扁豆三两茯苓砂仁二两五薑製半夏一两麵炒

枳實炒神曲炒麥芽炒山查薑汁炒香附丹参酒蒸各二两陳皮通曲炒三两末荷葉一枚煎和丸

金匱腎气丸治腎經聚水即六味丸加附桂車前牛膝為水腫用五加皮八两煮水煉蜜為丸

虛勞之症、大症也。固由真陰虧損、虛火鑠金而然、而其始半由于外感感邪在肺、以作咳嗽、治失其宜、以咳不已、久咳而傷肺金、金傷不能生水以腎水日枯、腎火日熾、上灼于肺、再夏嗜色慾、受外邪以竭其水而虛勞成矣。間有本元不足、思慮太過、而心血耗、心火旺、腎水乾、肺金瘵者、其受病不同、及其成功一也。此等症多見吐血、痰湧、發熱、夢遺、經閉以及肺痿、肺疽、咽痛、音啞、側臥、傳尸、鬼疰諸疾、唯在屏棄一切、不近女色、調飲食、慎風寒、息嗔怒、靜養二三年、服藥可不服藥亦可、自然生機條暢、復其天和、非旦夕所能效也。然既有症、必有治、列方備擇、仍在其人之能自養耳。

咳嗽初起、用止嗽散加蘇梗以散之、如或不已、变生虛熱者、佐

以圓魚丸、若病勢漸深、更佐以月華丸、若吐血先用四生丸、
繼用生地黃湯、逍遙散之類、元气虛五味異功散、以气血虛而
發熱、八珍湯、人參養榮湯、均可、咽痛用百藥煎散、音啞用通
音煎、以遺精用秘精丸、經閉澤蘭湯、至五臟虛損、以補天
大造丸、用藥之法、不過如此、此症什存一二、皆自養之功也 江氏

疫痢瘧三症最多、腫且最難治、故合论、疫有由天時者、有由人染
者、由天時、邪从經絡入、為頭痛發熱咳嗽頸腫發腫頤大頭天行之類、
用香蘇散、普濟消毒飲治之、由人染、邪从口鼻入、為增寒壯熱胸
膈滿悶、口吐黃涎之類、用神朮散、藿香正气散治之、此兩路之邪、
若傳入臟腑、漸至譫語、腹脹唇焦、口渴者、宜治疫清涼散、承气

湯治之。總不越乎發散、解穢、清中、攻下四法而已。痢症所生所開，良由夏秋之際，暑熱在中，而為風寒生冷所遏，不得舒迫而為痢也。熱者為赤，寒者為白，熱傷血分者為赤，熱傷氣分者為白。初起時，不宜妄攻，宜葛根治痢散以散解之。餘邪未已，裏急後重，以用治痢奇方以清之。腹脹痛有堅積，可用朴黃丸下之。日久脾虛，五味異功散加白芍、黃連、木香清補之。氣虛下陷者，補中益氣湯升提之。外邪穢寒，胃嘔逆不食者，開噤散啟之，此定法也。瘧以輕乎痢矣。寒邪入內，陰陽相搏，初起寒熱往來，用香蘇散逐之，隨用小柴胡湯和之。三四發後，止瘧丹加白蔻仁、醋炒鱉甲截之。久瘧元虛，六君子加柴胡補之，中氣下陷，補中益氣舉之。此

易治也唯腫脹二症目胞與足先腫者水也先腹大後四肢腫者
鼓脹也鼓脹症用和中丸虛者白朮丸水腫症四肢腫而腹不
腫者表也腹亦腫者裏也腰以上腫邪在表也宜汗五皮飲加蘇
葉秦艽防風荊芥腰以下腫邪在裏也宜利小便五皮飲加赤
小豆赤苓澤瀉車前萆薢防己且煩渴便閉者陽水熱也五皮飲
加連翹黃柏黃芩不煩渴者陰水寒也五皮飲加附子乾薑肉桂
先腫後喘或但腫而不喘者胃經蓄水也五皮飲照前加減治之
若先喘而後腫者腎經聚水也金匱腎氣丸治之此症最難收功
慎勿誤治更有中風後熱傷經絡足不任地腿腫脹痛者此脉痿
也用蒼朮黃柏苓連冬斛歸地芍膝芎生萆薢丹參之類又有

腫痛在脚，名曰脚氣，風勝濕也，用槟榔、防己、秦艽、天麻、獨活、牛膝、桑枝、木瓜之類。　江氏

肝病善怒，面色當青，左有動氣，轉筋脇疼，諸風掉眩，病耳聾目視䀮䀮，如將捕驚。　心赤善喜，舌紅口乾，臍上動氣，心胸痛，煩健忘，驚悸怔忡不安，實狂昏冒，虛悲凄然。　脾黄善憂，當臍動氣，善思食少，倦怠乏力，腹滿腸鳴，痛而下利，實則身重脹滿便閉。　肺白善悲，臍右動氣，灑淅寒熱，咳唾噴嚏喘呼，急促膚痛，胸痛，虛則氣短不能續息。　腎黑善恐，臍下動氣，腹脹腫喘，溲便不利，脊背少腹骨痛，欠氣，心懸如饑，足寒厥逆。　五臟見證

此二則可與醫鏡相參明

諸風掉眩屬肝木　諸暴强直風邪因支痛軟戾難轉側裏急筋縮兩脇疼　諸痛癢瘡屬心火諸熱昏瘖躁譫狂暴注下迫嘔酸苦膺背徹痛血家衄　諸濕腫滿屬脾土霍亂積飲痞閉疼食少體重肢不舉腹滿腸鳴飧泄頻燥氣膹鬱痿肺金喘咳痰血氣逆生　諸燥澁枯涸乾勁皴揭皮膚肩臂疼　諸寒收引屬腎水吐下腥穢徹清寒厥逆禁固骨節痛癥瘕癲疝腹急堅　六气主病

傷寒六經正病

太陽頭痛身熱而脊强

陽明目痛鼻乾而不眠

少陽脇痛耳聾寒热嘔而口爲之苦

太陰腹滿自利尺寸沉而津不到咽

少陰咽乾口燥身重但欲寐

厥陰囊縮舌短腹飢不欲食

十二经

足太陽膀胱　足陽明胃　足少陽膽　足太陰脾　足少陰腎　足厥陰肝　手太陽小腸　手陽明大腸　手少陽三焦　手太陰肺　手少陰心　手厥陰心包絡

諸陽爲腑諸陰爲藏

運气之說詳于内经其所以然未易究識蒙以爲岁運岁气勝復并發時有難測而主气主運亦醫者所不可不知也附其說于後湖

廿四气序

正月 立春 雨水 二月 驚蟄 春分 三月 清明 穀雨 四月 立夏 小滿 五月 芒種 夏至 六月 小暑 大暑

七月 立秋 處暑 八月 白露 秋分 九月 寒露 霜降 十月 立冬 小雪 十一月 大雪 冬至 十二月 小寒 大寒

每年主運　主運主气千古不移

初運木　大寒日交

二運火　春分後十三日交

三運土　小滿後二十五日交

四運金　大暑後三十七日交

五運水　秋分後四十九日交

每運各主七十三日零五刻總三百六十五日二十五刻而成一歲

每年主气

初气厥陰木風　年前大寒日交　約主正二月

二气少陰火君　春分日交　約主三四月

三气少陽火相　小滿日交　約主五六月

四气太陰土濕　大暑日交　約主七八月

五气陽明金燥　秋分日交　約主九十月

六气太陽水寒　小雪日交　約主十一月十二月

每气各主六十日八十七刻半

每年客運　客運客气年年更換

逢甲己年土為初運　以次相生土金水木火俱可推

逢乙庚年金为初運

逢丙辛年水为初運

逢丁壬年木为初運

逢戊癸年火为初運

客運指掌圖

為陽年為陰年

戊癸火　仍五行相生之序而以

丁壬木　井為首易兩位耳

丙辛水

乙庚金　从右至左

甲己土

逐年更換其客運之期與主運同

每年客氣

逢子午年　少陰君火司天　陽明燥金在泉　寒水为初氣

逢丑未年　太陰濕土司天　太陽寒水在泉　風木为初氣

逢寅申年　少陽相火司天　厥陰風木在泉　君火为初氣

逢卯酉年　陽明燥金司天　少陰君火在泉　濕土为初氣

逢辰戌年 太陽寒水司天 太陰濕土在泉 相火為初气

逢巳亥年 厥陰風木司天 少陽相火在泉 燥金為初气

君火司天主熱淫所勝燥金在泉主燥淫于内餘可

類推 次水為初气以水木二火土金以次相承餘可推其交气

之期与主气同

甲己化土乙庚金丁壬化木盡成林丙辛便是長流水戊癸南離

火焰侵 客運歌

子午少陰君火暑丑未太陰濕土雨寅申少陽相火炎卯酉陽明燥

金主辰戌太陽司水寒巳亥厥陰風木主 客气歌 可司天

大寒日起初之气以至春分二气交小滿始交三气當大暑交四

不相繼秋分五气方交起六交小雪立為終每气各主六十日

加臨主客察秋毫　主氣歌

初氣逐年木主先　二君三相火相連　四來是土常為主　五氣

金生六水全　主運歌　此二歌宜熟誦

圖一左至右從

司天在泉指掌圖

少陽太厥　寅卯辰巳　厥陰　少陰　太陰

一陰　二陰　三陰

太少　丑午　少陽　陽明　太陽

一陽　二陽　三陽

少太　子未

從厥陰起

厥太陽少　亥戌酉申

本位為司天　後三位為在泉　如亥年厥陰司天少陽在泉

前二位為初氣陽明

厥少太少陽太六字訣　但記此六字以瞭然矣

臨症一得

提要 王瑞

内容提要

《臨症一得》，不分卷，清代葉仲賢撰，是一部記録其臨證心得的著作。

一、作者與成書經歷

葉仲賢，生卒年不詳，根據本書中所引王孟英醫論及其對於西醫、西藥的了解推測，當生活在清末至民國初期，徽州人。關於其生平，地方志、史書均未見載。

二、版本

現存抄本系孤本，抄成時間不詳，現藏於安徽博物院。全本共一册，四眼綫裝，開本尺寸縱二十三點九厘米，横十三點一厘米，無版框。正文半葉九行，每行大字在十八至二十字，各病證之前皆上提一字書寫，方藥記録每行三至五味藥，每行九至十五字，小字雙行字數不定。封面除書名及作者姓名外，右側有『涵養純粹』四字。

《臨症一得》自抄成之後，未見其刊行本。

三、基本內容與構成

《臨症一得》內容為隨手劄記形式，較為散亂，無具體章節劃分。書中載症近三十種，載加減方二十首，載醫案十二則，此外單論治法者尚有五篇。具體所載疾病主要有胃滯類瘧、痢疾、肝胃氣痛、春温、淋症、咽痛、便血脱肛、喘咳、月經病、風癉、感證風邪、風熱、暑風、濕温、咳血等。所載部分疾病並非具體病名，是從陰陽、經絡乃至六淫角度劃分而記述，如經病絡病治法、陰勝陽之病、風勝之病等。具體在談及某種疾病證治時，多醫論、醫案或醫論、醫方並見，甚至有論有方亦有案，如對於咽痛治療，既有正治法及方藥，又有『氣分留邪』加減方，且附醫案一則。

四、引用文獻

《臨症一得》主要為記録個人臨證心得而作，但亦少量引用了其他醫家醫論，如在扉頁自序中，即引裴一中《言醫選評》中『醫道通治道，故良醫良相同功；用藥如用兵，故名醫名將同才』之語作為序言開頭；而在正文部分，對於疼痛在經在絡辨別、陰藥沉降特性，皆引用葉天士醫論，對於咳血則提及葉天士采用繆仲淳法治療；而就痰火證則述及王孟英之治則方藥，並給出個人看法；對於飲證和脾胃病的治療等則引用李東垣之醫論。

五、學術特色

（一）率性記述，不拘一格

葉仲賢所撰《臨症一得》，並非系統整理，做好底稿後，將相同病症和討論相類治法分門別類，匯總於一處集中寫出，而是隨思隨記，相對零散。如對於胃滯類瘧之證，開篇即做討論，並附方藥及醫案，又間隔數篇，於風勝之病後，再次談及類瘧，只是後者主要是對類瘧的病機分型進行探討，認為類瘧包括胃滯、脾濕、風熱及因溫邪而致絡脈陽氣不條達等病因病機；再如對於濕溫伏暑，葉氏於第二次討論類瘧之後，探討其治法用藥，強調應根據舌象變化加減用藥，之後間隔數篇，在全書末尾又記載『濕溫伏暑第三次治法』，並以陽象、陰象作為鑒別，分別處以方藥。

（二）重視葉學，善治絡病

葉仲賢重視葉天士學說，擅長衛氣營血辨證，在《臨症一得》中多次引用葉天士醫論，並在此基礎上有所發揮。

如雲：『葉香岩雲初痛在經，久痛在絡。其實此屬萬病之公理，非痛症獨爾也。』隨後舉痢疾、瘧疾、類瘧諸病予以佐證，並評價王孟英以溫膽湯涼降後采用龍薈丸治療痰火證，『不過一清經一清絡』。對於衛氣營血辨證，葉仲賢在書中撰有兩篇做專門探討，一是從衛氣營血四關有合併證和單純證之別來討論，認為不可相互混淆，以單純證藥物治療合併證，反之亦然，如『濕溫伏暑有單純者，宜溫中州以治，不用風溫之藥』；二是強調疾病標本不過營衛氣血四關，在治療合併證時用藥一定要根據具體情況全盤考慮。

不僅在理論層面，在具體臨證中，葉仲賢對於部分疾病亦重視絡分之問題，如對於春溫外感、咽痛、喘咳等，即分為氣分、絡分予以不同處方。

（三）論案並存，以案證論

《臨症一得》在探討疾病證治時，並非單獨只撰寫醫論或醫案，而是於醫論之後間附以作者經驗處方或醫案，甚至三者並存，即借成效驗方、驗案以案證論，以示規矩方圓。

（四）學驗頗豐，衷中參西

葉仲賢在《臨症一得》中引用醫論皆是隻言片語，且並非完全原句，未見刻意摘抄雕琢之意，可見其平生學識頗豐，功底扎實，方能做到引用自然。此外，葉仲賢對西醫治療用藥亦有所了解，如為證明疾病有在經在絡之分，他將痢疾、溫熱症、瘧疾的西醫治法與中醫論治進行對比，發現兩者對於這些疾病初起之時皆有相通治法，符合『初病在經、久病入絡』之理，『是皆與中國治法之真精神合，確屬世界公認之理』。

安徽中醫藥大學　王　瑞

涵虛純粹

臨症一得

葉仲賢

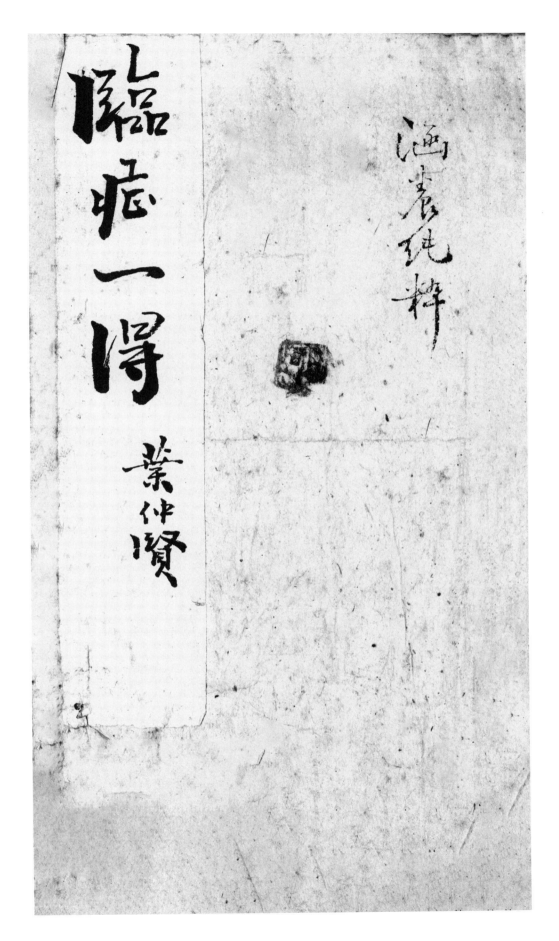

醫道通治道故良醫良相同功用藥如用兵
故名醫名將同才本不易言閱歷十年覺
此道非涵養純粹者不必學習否則必致誤
己誤人須失紛紛方寸亂懼悲鬱不能寧帖臨見因此
小而身病肝脾而致失心無忌多於人則脈難之才以
應付矣之望故　吾王父習靜之訓實印此子我矣
所愿
其努力自修哉

夏秋之病由于胃濕以致寒熱類瘧或每日一發或間日一發者極多初非由風濕乃患風濕係經脈之病正瘧是絡脈之病胃濕脾濕皆氣分之病胃濕法素苦温通降脾濕注重苦燥温宣耳余經手甚多

女 居停室熏間日二發後繼而燒不退腹間微脹痛大解不通心嘈氣逆動則氣升如開口渴引飲身不痛但痰稠余用

川朴五分　廣皮八分　木只八分　炒只殼一錢半　炒麴六分　炒曲三錢　炒米五錢

赤芍一錢　菊花半

復診大便微通而不暢，仍口渴煩躁，氣逆，加

如〻實の　枳殼の　小青皮　梗〻而查

此數胃滯之病，不宜妄用利水辛燥藥品之類

否則尤甚而不伸，必致妄用風藥薄荷之類，又

助其陽逆而燒也

記得年前曾經痢疾一次，白積及來，前後便覺

升降偕常尤甚，是從氣分用藥較適，又歟

是高回社年前曾患痢疾數人來寓授

云經岩寺僧某診治因少不校者甚多又其方太雜
經脈之氣分絡脈營衛得用不得分清余思其
此等理以治病初起先宜理氣分以治其論
夏秋或瘧或痢擬方
製川朴　炒只殼　麦芽　赤苓
陳皮　炒通曲　小青皮
廣木香　建查　萊卜子
如煩燥口渴氣逆為甚則加兵卯只實或用
木香檳榔丸

肝胃氣痛兩脇脉必痛連年經手甚多
如覺香燥較劇者縱屬氣火為患雖其痛
久切勿妄用當歸白芍
左廿二胸痛氣逆攻衝二便不通右劇逾多
不能納谷食入停中
法半夏　廣皮　茯苓　香附　玉金　川楝
佛手皮　元胡索　白芍
又　食入仍覺噯仍中宮加　烏梅子　蔻仁　通草
福用常帥及帥等蒸纏綿不愈生記帶號余堂
經手一症亦憾未能作氣分以治

壬戌春間凡患春温感症亭不宜用薄荷之屬服之或頭痛甚或燒熱甚咳嗽以一氣分方一治分方治之甚驗見症頭痛鼻塞或流清涕悦此風邪仍不宜用衛分之藥昔人雖有肺主周身之氣則痛從宣肺治之之論實則泄於遏之氣只取肺經氣分之藥已足了之誤與薄荷之屬必致動逆憤事

氣分方

桑叶 荊炭 連翹 黑山支 瓜蔞皮

吉梗　生草　川貝母　橘紅衣　苦杏仁
或胸悶不舒則去甘吉用鬱金
絡分方
青蒿　粉丹皮　川貝母
赤芍　炙桑皮　橘紅衣
連召　川玉金　苦杏仁

淋濁之候比年經手不一其人其立方不宜于過于苦寒清肝然率用八正五苓亦不灵効叔人未診[illegible]病情率皆彷彿見症

神疹舌膩口延上泛大便艱結足見病以時伏
而殊治法宜隨時而中當日卓然治效勝於林
羅諸法寧當遵古而不泥古祖庭謂其爲得心應手
三法足見時代變遷如此方最下

細生地　赤芍　川柏　琥珀末
丹皮　車前子　蒲公英
秦當歸　炙柴胡　川萆薢
若中州氣滯加廣陳皮　川玉金

咽喉作痛其脈不悶[illegible]寒熱心跡咽喉間紅腫白腐
余意當從絡熱治

桑叶　黑山栀　馬勃
元參　炒芩　生草
連召　射干
倘若氣分留邪，欬嗽咽痛脇痛痠，照此方加
瓜婁皮　吉梗　生草
又有一婦，懷孕六七月者，更合入前方，猶覺脇寒痠稍
利，然未暢，大便畧有情欲解而不解，肢痠腹
痛，腹痛稍減而未止，此方加炒牛蒡子而愈。
以後倘經手肺氣壅遏較甚之症，當加入牛
蒡一味（喉痛屬火遏，加入牛蒡，以升清反宣）師

校有戴生昕吉良和妻雅才脩痛瘀後澂明樹問
寶山如瘧之家意曾加入牛蒡

調經　婦人頗多血絡寒凝之病，與衝任不足、奇經血海只
虛之虛。寒症。應用杜仲、續斷、枸杞子、鹿角霜等
藥者不同。此即血絡寒凝而不虛，應用溫通，不用溫補。
當歸　川芎　香附　小茴　吳萸　艾葉　安桂之屬
曾治一江西某右，年約三十餘，少腹冷痛，面黃，背冷，心慌
作亂，不寐，經淡且少。余以為肝脾血虛，衝任不調所致，
用黑歸脾：大熟地、西黨參、焦白朮、茯神、當歸、川杜仲、甘
枸杞、廣木香、香附、丹參，並以紫石英沉熟，至再以為血海

必寒氣愛聞其曾服補劑，必係歸脾加減，於不能効，因于
方中加安桂丸為引，服之忽效，並悶（其得效之由）在肉桂，換方
當歸、川芎、炙附、吳萸、艾葉、安桂、紫石英，因有詩
陽家話以答狀，天草、棗仁、丹參、阿膠，閒服之
甚效，曾記十年前曾治歙南一婦，亦以若是之方治
愈（記得明炳師肉桂、紫石英二味），向紆青窗女，向患肝厥多年，百治不
效，後余為立如此之方，（不）神驗，況年痼疾，非藥〻驗此方
合丸服（未半料），經全愈，其初曾服艾葉等藥，似未服
安桂〻紫石英（肉桂紫石英下有配偶〻桂懸何異）

風痺之證尋常只知去風去風不效則用溫補血絡亦遺漏溫通血脈一層嘗斗陞嫠孀母手足指腫用柴胡四合入脈風藥無驗今年友人程君錫齋左右兩手足痺痛脈弱年餘無效旋里屬余治之為立方

白朮　只殼　法夏　廣皮　苡仁　茯苓　當歸　白芍

川續斷　伸筋草　宣木瓜　懷牛膝　片子薑黃　桑枝

為丸服之而驗

葉香巖云初痛在經久痛在絡其實此屬萬病之理非痛症獨爾也當易其語曰初病在經久病入絡試考

証之如痢疾初起宜用川朴大黄最忌誤与西法用草
蔴油竟有[illegible]頁一下而即愈不須別治者温热症西法
用吐下汗利瘧疾西法用利尊之後再服桂尼里皆与
中國治法之真精神合確爲世界公認之理（中法瘧疾
初起有作風濕治者西法汗与利尿之治至於類瘧宜
下中國亦如此輕下如川朴重則大黄承氣）用以推廣理
安貝公正　王孟英痰火症温胆涼降之後專用龍荟丸謂
木熱則流脂肝熱乃生痰實則一清經[illegible]一清絡　不寐温
胆繼之以酸枣仁湯　所以王隱君大倡痰治所驗之病甚

廣又古云怪病多屬于痰可見痰之病若是之多者良由
痰症之藥悉氣分之藥而以氣百病中之病之一閟悉歸于痰
無怪其多多也

製首烏　当歸　西黨　白朮　茯苓　炙草　柏子仁

取首烏当歸益血中之氣參朮益脾肺之氣柏子
一味以寧除制火紅樹觀顧頌多是法案有成方

大熟地　麦冬　西黨　白朮　茯苓　炙草　懷山藥
當歸　淮牛膝
不嗜之更厚麦冬龜板　女貞　当歸　地黃
此方久淋濁用之甚遺精亦用之

細生地　麦冬　沙當歸　南沙參　茯苓　生术

再隨症加蒼柴治便血脘悶偏濕熱症法

常用此調理以清胃津虛熱而益氣益血

黑料豆　麦冬　沙當歸　南沙參　茯苓　生术

料豆衣　炙甘

此症治前症之輕者喘欬者症用之尤多

細生地　麦冬　南沙參　柴胡

西黨參　青蒿　地骨皮

標症邪入于絡延遲日久氣液皆虛宜用此方

前记夏秋胃口蕴多，当用通利之药，泄胃肺之病往往阴象，较重若损其伏阴之象，如微寒身软，收赫慎防。夫有风湿，利湿之药往往损其阴伏，配以风药自能相通之患。此虚痉之用沙苑、牡力、归身、牛膝，同理。余经手师校

余生烧痉微寒，肢瘦形晕，便阻用

川朴五 广皮八 赤芍四 只壳八 通曲五 赤苓五 车前半 秦艽一

菊花半 赤芍 兵郎丸半 若敖

阴除之药宜降气，亦用叶香岩云：阴药沉降，往往损其胃气之阴中阳药以治之，象多，本宜象少之病，久而不效，仿是宜用阳中

除之後投曾王治一亦淋症用疏除不效後用補中加入甘以淺
血又量勞亦久服疏除不動亦後用湯中除住反之湯中除後用
除中湯之方亦經是多用確為□之理
余治同居一姬年近不十因患痔痰急腸不解會陰腫痛血痔亦
血出作痛余用忍冬連翹涼血細生地丹皮歸身　桑皮
玉金　黃柴胡　川柏　牛蒡子　草薢歸之茲致證料鬱金
後半月後發用前法不應加入升麻知母亦不應改加熟地
沙苑金銀不應再入益智生補凡亦不應後治急墜不解后
形羸痔下部腫痛血流為窘矣乃殺後收斂
從急墜而面較甚看出故改用升多于降之法

生西黨三錢 生黃芪三錢 炒當歸二錢 麥冬二錢 炙升麻八分
炙柴胡八分 炙草四分 廣皮八分 脈之虛寬見效漸
加玉金一錢 炒香附錢半 炙白芍二錢 只殼錢半 通草錢半 白术錢四 脈數弱
經覺氣墜雖食大解不暢乃用河[illegible]二錢（加防風八分白芍錢劑）又因仍微
作脹加入潼沙苑三錢 杜仲錢半 升補之法而愈
生西黨三錢 炒當歸二錢 川杜仲錢半 生白芍二錢
生黃芪三錢 炙升麻八分 廣皮八分 炒通草錢半 阿膠二錢
麥冬二錢 炙柴胡八分 廣木香四分 炒只殼八分
炙术四分 潼沙苑錢半 炒香附錢半

附註大黃一方：年已廿又因服辛熱溫燥風藥而痔疾大發，腫大作痛，作墜裡急，後重大便不解，只流稀水，發後亦痔腫漸赤，脈浮長數，宜清利苦寒而粘，小便澀，擬以涼血湯從龍膽瀉肝法。

細生地三錢　炒槐米一錢　生草四分　石青皮一錢
炒當歸二錢　生苡仁三錢　炒川柏八分　川石斛
丹皮一錢　炒銀花一錢　炙柴胡五分　赤芍錢半
車前子一錢

程右年約廿餘歲之師範學生連年類瘧濕暑病後少腹遺留堅塊
大便常艱結不解塊處堅硬按之不移余用
炒當歸三 炒只殼半 丹參半
醋炒莪术八 炒通[illegible]半 桃杏仁各三
小青皮八 廣木香四 生苡仁三 正因小便微黃
炙雞金一錢 茯苓半
此是之方經驗多人小便紅者或濕重者每
用車前子
余以之氣分之方加入當歸桃仁去的

衛氣營血四關有二岡合併之症有寒熱之症（並有
合併之岡並）合併之症多以寒熱之藥不效寒熱之
症與以合併之藥亦不能效東垣先生援引內
經謂濕病在中立寄取之[illegible]但濕脾胃之病
寄取橘甲惺少陽雜經合併之病與寒熱之
病分別甚微或寒熱不能治[illegible]乃改用寒熱或
寒熱不能治乃取合併即以濕暑伏暑有寒
熱者宜從中州以治不用風濕之藥為則

多宜從風濕與中州脾胃之病並治本症亦然故以有宜用清血調氣者有宜單純治氣不能用血藥者清血調氣即氣分與經脉之病並治合併之治也四肉之分合皆患恒未甚暢茂議論今年去濕痹宜專從氣分以治調其氣分之升降宣其身痛詠收疫藥治兪薄荷蟬退經脉之藥不宜用間或宜佐經脉之藥

用車澤之理不必深求只有是胃絡兼夫有濕藉此降
濁耳此等法中亦有夫雜胃中氣滯者見症脘悶
腹痛腹脹吞酸嘔吐胃之氣滯升降失司方中
加入廣皮半夏石斗只竟通曲只出在於此等症宜取
戚喜凡豬苓茯苓飲云是痰飲阻氣也嘗有服此
等方已經對症因氣阻滯為甚久服半澤以設湯
終不舒胸悶氣逆吞酸神疲總不能愈故余意

此頁夾于第三〇八頁與第三〇九頁之間

肝腎虛寒夾雜脾胃之病有氣滯其濕邪阻氣
兩種當知此意
葉香岩用繆仲醇氣為血帥法以治欬血逆家
見其用降氣就忽畧了其導血下行使毋上
逆余嘗誌之雖、匪其治淋濁遺家亦只知其一（用血降治法）
莫不曰虎杖散不知虎杖散法本瀕湖是取麝
香通絡牛膝導引下行治絡中之氣上逆瘀

此頁夾于第三〇八頁與第三〇九頁之間

感症風邪濕鬱極類肺胃氣機壅遏，反之，肺胃氣機壅遏極類風邪濕鬱。胃府生火極類濕熱，濕熱極類胃府生熱者。經脈之實類經脈風邪，經脈之虛類氣血濕熱。須知此理一有不動，便須通變，不得固執。

胃府最易轉變，脾府亦最易轉為脾胃府皆久藥不已，成為一種藥病。蓋胃府常通降勝，脾府常溫運勝，引伸之，豈但脾胃之病，運須之病不甚可也。

所以肺腎之病，肺氣虛者，為喘，六君、異功，縱使虛加入麥冬料，更不宜遽用熟地之黏膩，而遽當峻理其腎。虛為喘者，以六味為主，繼之之氣虛益之氣，只用沙參、西洋參之屬，不宜驟用參、朮。曾王父治某童勞嗽淋疾，皆屬用滋陰而不效，翻用陽中陰方，後實屬一種通用方藥之法。當年蕭孫三叔劇疾，自誤傳服木瓜檳榔丸，遂延遷累月，甚危，用理中加附子、茱萸而愈，此亦若治施桂子及逍遙治，其在執用逍遙、迴用，皆以理中方法，悉屬翻前案之治痢疾用归地芎术是乱来治法。姚颐真之方归黄芍桂之中加入茯苓，多用熟地（葉氏四两服下熟地）之症大反，不得相提并論。大抵用熟地是原小劑，为甚之治，而參苓只補陽中之陰，主眉在方。益芎之益陽升氣亂。久服陰藥翻成宜溫燥升補之症，久服陽藥翻成宜清涼之症，不論虛實，固宜如此，亦非支多來歷從錯之偏。人或固執己見之由其實，医人豈皆責心偏狂以大濟大度如此，益深蓋多有所見，然第未詳察其偏于

執一方面為重。凡病率多有陰陽兩方面，或喧賓奪主，以致誤人。夫
症候純陰之陽、純陽之陰毋易辨，而反少見。其
最多者，即陰多陽少、陽多陰少之症，一不留之意，動
以反客為主而誤人，雖高手大匠亦不免。此古人之方
有君藥之說，亦一方之二君藥之說，深恐方有二君反
致掣肘不效。故認症之方，當打定主意，認定陰中陽或
陽中陰、陽中有陰，不妨於清陰清火稍加溫通宣揚之品

反之除中胃陽不妨益氣溫陽而治以香燥溫火等治使不到自有君主之藥當以輕重余家除中湯之中除之方法極多難得玄妙運用之法極宜精思深味

營衛氣血之症有單純

症瘕之論標本不外營衛氣血之間錯綜變化處方用藥對付此四間極宜留意。由症胃單純主一間者胃合併二間三四間者單純症瘕與以合併之方藥雖使用藥不乖且深合病情不但無手肘而不效抑且受害者有之是多了之故味藥合併之症，與以單純之藥，或錯雜者，見不效，是少了三數味。如氣火合併，血虛痰火合併，肝火寒痰合併，陽虛標症亦然。食滯合併，風濕。余意即古人奇方偶方及奇之不去則偶之之義。

李東垣曰：傷飲者，無形之氣也，宜發汗利小便以導之。傷食者，有形之物也，輕則消化，或損其穀，此最妙也；重則方可吐下。脾經云：大腸者，宿食寒慄發熱者。勝如瘧，輕則消導，重則下之。（傷食類瘧）

竊意風藥有用赤芍監制之法，風藥與利小便藥合，乃名風濕。其等佛藥湯乃名風佛，與芍藥湯合痢疾，古人實皆此法，當名

風症

今年欬多屬風欬嗽用前胡杏仁不效用朴只亦不效惜

寒邪夜咳中亦多温塞之患因用秦艽車前作更凡

温以清亦不見效稍稍得如半夜則夜半而逆咳嗽

于治法之用秦艽湯加杏用赤芍或有效也

右血症之後失紅延久脇痛喉欬用料豆丹皮白芍百合

皂角玉金元參丹參澤枳苦杏橘紅行諸氣佐佛手

咸加入壯體脇痛轉上惟牀背身痛失紅不止後用

細生地　黑豆皮　藕節　甘草
天花粉　赤芍　丹參　白茅根
石榴皮　丹皮　澤蘭

足膝肩痛已消尚未退淨以經通矣

鼻淵頑疾已二年前亦有此症恬寒陶不同惟當年僅
青孀亦因此病治不如法而致不救急當用去風合
入血藥以治因此悟標症升降兩方同時活套的去
此以前後驗前症若偏用去風或致喉痛失紅若濕
室氣引亦然余為診鄭郎叶姓婦之病亦然起手則

退之藥未經用也
桑皮加皮也菊花　赤芍
故古人方法不使氣行之藥配劑氣行經脈之藥配劑
經脈收六君可以白芍烏梅爲佐乾薑可合川連可合
少情錯綜變化是之一定大概擇焉之法乎標極有
過投則亦欲保
又設吾曾王父有一方清解風火用薄荷蟬退桑葉、杏梗
生草梢紅荊芥赤芍菊花薄荷收此見構造
只可名風火曾王父有治茶腫腮一案亦可擬也菊花荊防
赤芍

比年以來陰勝于陽之病獨多。想天時之使然。穉年小兒最多驚風發搐。尋常胃滯之外。其由肝氣抑鬱而不能通泄者甚多。肝由風搖而不能通暢。羌活、荊花平之由洩。氣之凝鬱。天麻、鉤藤、姜蚕、而此皆反佐以赤芍連之。莫謂寒症。卻是濕中。濕陽可謂風。風與相搏。而風勝。然車前、澤瀉、六一散雖配風藥。殊不能草木。況謹抑鬱之性。況切科胃藥不佳。況之之業每宜慎用。或用羌花荊芥已。或用天麻鉤藤之姜蚕配以四已再加入三四味利之氣化之品。余之許宣治亦集否升

風熱之候。最患惑人。蓋亦遠來千里。近在目前。昔年余在
章門有吴鳳翔之女診治之。若用發燒不效。不暖胸咽悶。常時
不知作何治法。用薄荷、桑菊、忍冬枝、內清、神淨、鬱沉。又師校閑焚（廣皮、六叁等味）
賢之全部。遂延、延不愈。後用蒼表之劑。雖仍燒退。頭欲出。又延
師校畢華封。若發之、更發燒并兼咽悶欲嗽等情。用
薄桑菊、蟬蛻、蒼耳以口等味而愈。此屬風熱相持為患。兩帝
竹匠三月間溫邪發燒并兼咳嗽。吳爾手足以解肌。雜用半
夏只竟通草等味，誤伐之過。更變微之內燒心熱，語口渴
余用葛根、茯苓、連召、炒芩、黑山枝、黑料豆、花粉、玉金、蒼蘭

清心丸而愈是、蒲玉堂疣不當用 病後紋收汗久由此皆是風與絡血相搏爲患 但余以爲
有風勝之症 有絡血勝之症 多寡主治之 亦因主年多同 若患睛
腮余用 羌活 獨活 薄荷 蟬退 桑葉 荊芥 防風 赤芍
連已而愈 以後種之清肝等治不動 性風香薑腳滑
亦有絡血重而風輕者 治法須用清血爲主 而微佐以
輕疏之品
再風勝之病 用辛芎清絡亦可 酌加生地 此當是風邪侵
擾延久以致傷津耗液然後 若是王父治許左中風及
仇左目疾 方内兼備兩宣氣分血分風邪

治風痺等症肾祇用白芍木瓜●以斂攝（而不用牛夕等）一方
同用主風宣絡補血陽藥等品治風者之病因一機軸
類癱一症頭緒紛如亂雜風濕為患者胃帶之痛
有脾經有風熱為困濕而經脈阻滯陽氣不舒
條達（上氣分撥濕遏而絡虛也）（下氣分撥濕遏而經虛也）（絡虛之氣
失條達）其中又分陰多陽少　陽多陰少　種之方法
病在中旁取之言胃（胸）中之病用胸中有形之藥不效
病取在旁有形之藥治之雖然病在旁中取之
亦可觸類旁通在旁之病用在旁之藥不效宜用

胸中之病

此名温身痛宜從肺主周身之氣故利大便不效改用利小便

鄉中前輩唐某謂通大便不效當改輒用分利小便此實不錯不過其言直率而乏頭緒此皆為伏暑溼温等症而發蓋實因通降濁俾不致蒙竅、法尚須清絡之、義亦是降濁生津法也亦是降濁一濁之反利小不効改用通利通利不效改用利小固也若用素不效改用宣通氣分宣通氣分不効改用宣絡亦猶利水不効改用通便通便不效改用清絡之二法也誠能精通此理治標症自能變之通

舉于齊款

濕溫伏暑腹脹痛發熱舌膩似宜苦溫以通降辛香以宣

通之顧以苦溫下降辛香宣通之而渴仍逆而大便

汁則不宜用苦溫通大便亦用利小便藥配入宣通

氣機治之自致利小便行氣藥配常見草王只用

茵陳車澤合入六付木香大腹皮赤苓連翹蔻殼而

余前散辛香宣通用　草豆蔻　厚朴　連翹　玉金

菖蒲　沙參　黑山梔　木通　屢驗亦此意也

凡下行之藥皆生津液，譬如川朴、只殼、兵郎等味，若
溫之性，凡舌苔膩而焦者，實可令其潮潤，屢試不
爽。又如沙參、黑山支之苦寒，亦能生津，此二者皆不
但舌膩而乾，液始有潤之之力，則舌苔少亦能生苔。
切勿早用滋膩，又恐滋膩之品并非直接因受其滋潤
之功，以生津當抽象而知其性情下行，亦因下行以生
津液。
風樹如淫樹亦有形氣閉閉胸不 氣機不起，宜用秦艽如皮不可

用柴胡升以達邀肯芳荊不特用柴胡以泄濕遏并可
泄經脈之抑遏
東垣此云病在中焦者取之一語最精警已余屢用此法治脈洪大者
世聰明輩凡胸悶腹痛嘔吐便溏等脾胃中焦之
病多宜從經脈治脈用柴胡欲嘔不暢胸悶多屬
風邪為患、尋常症候多如此此余曾經手數人而又盡
昔年治余學平之症嘔吐胸悶吐出黃水、
淑先曾以東垣升陽益胃治愈一多年嘔吐又程鐵
華曾言一症與前彷彿亦以此方治愈陳其名近安案亦

載此一症若執用止吐之藥陽辣燥熱殆矣胸悶懊
憹亦然腹痛不獨筋症宜用獨活伎湾左方多用風
藥防風獨活藁本專邪入于絡與此正同所以腹痛宜
用桂枝柴胡當歸芍藥等味伎湾荷葉及荷葉包做味
若吐蚘者此僅言其清若降濁平火亦能消來前木通
消石皆為芳香宣通若治肺之蘇葉烏梅及丹
參桃仁乃治人所不知

風温燒多寒微

葛根　炒六曲　炒菊花

川朴　秦艽　赤芍

廣皮　桑叶　木香

瘧積延久未以心脾除虐后見亮手善作痛之瘧

氣怀脉

黑料豆　丹皮　金石斛　川當歸　桃仁

澤蘭　茯苓　青蒿

胃主肝之火升而胁肋之痛当归以疏泄肝气生地以清
泄胃火如肾虚而肝失司过泄以熟地当归
杂症中虚多血虚肝虚一方面用补肝血之品一方面清肝
热最習見者惟头痛晕眩医案中每混称作虚
肝热如当归沙苑反佐白芍石决（不必羚羊）以疏泄肝木又如瘅久肾
用首乌配以白芍生地首乌梅鳖甲者此治血虚源
也沙苑以如久淋用陈八味加沙苑之属虽有淋亦当以
泄络热此血虚源也虚虚宜攻补（古方鸦胆子配桂元肉

亦是以補肝一泄肝火之配偶指南卷九載程〻〻〻二十三七

錢肖曉暢明白

柴胡科药物

柴胡 升麻 青蒿 荷葉 巴石茶 桑叶 菊花 桑枝 草 天

麻 白蒺〻 安參 全蝎 蒺蒂 連皮 竹叶 藕節 白茅

杜當歸 川芎〻 姜黄〻 桂枝 白頭翁 秦皮

温通方法

归身 川芎 赤芍 小茴 艾叶 安桂 查肉

归身 川芎 赤芍 小茴 艾叶 安桂 紫石英

归身 白芍 枸杞 淡苁蓉 小茴 茯苓

濕温伏暑第三層治法

陽象　生地　麦冬　石斛

亦可　元参　知母　地骨　人中黄

鮮石斛　花粉　石羔　枝芩　川連

車前　澤瀉　滑石　荷梗

茵陳　木通

犀角　羚羊

川貝　竺黄　竹瀝

石要皮　川連　山支

梹榔　承氣

陰虛

連翹 淡竹葉 玄參 生黃

苦竹葉 荷葉 青蒿 柴胡

[illegible] 玉金 昌蒲 生黃 玄參

天麻 勾藤

西黨 西洋參